四川省社科联科研课题
重庆金阳集团热情支持

巴蜀名医遗珍系列丛书

主编　马烈光

李孔定

研经实践录

李孔定　著

中国中医药出版社

·北　京·

图书在版编目（CIP）数据

李孔定研经实践录 / 李孔定著 . —北京：中国中医药
出版社，2016.10（2019.12重印）
（巴蜀名医遗珍系列丛书）
ISBN 978 - 7 - 5132 - 3649 - 2

Ⅰ . ①李… Ⅱ . ①李… Ⅲ . ①中医临床—经验—中国—
现代 Ⅳ . ① R249.7

中国版本图书馆 CIP 数据核字（2016）第 225505 号

中国中医药出版社出版

北京经济技术开发区科创十三街 31 号院二区 8 号楼
邮政编码 100176
传真 010 64405750
廊坊市祥丰印刷有限公司印刷
各地新华书店经销

开本 880 × 1230 1/32 印张 9 字数 214 千字
2016 年 10 月第 1 版 2019 年 12 月第 3 次印刷
书号 ISBN 978 - 7 - 5132 - 3649 - 2

定价 49.00 元
网址 www.cptcm.com

如有印装质量问题请与本社出版部调换 （010-64405510）
版权专有 侵权必究

社长热线 010 64405720
购书热线 010 64065415 010 64065413
微信服务号 zgzyycbs

书店网址 csln.net/qksd/
官方微博 http：//e.weibo.com/cptcm
淘宝天猫网址 http：//zgzyycbs.tmall.com

出版者言

　　《名医遗珍系列》旨在搜集、整理我国近现代著名中医生前遗留的著述、文稿、讲义、医案、医话等等。这些文献资料，有的早年曾经出版、发表过，但如今已难觅其踪；有的仅存稿本、抄本，从未正式刊印、出版；有的则是家传私藏，未曾面世、公开过，可以说都非常稀有、珍贵。从内容看，有研习经典医籍的心悟、发微，有个人学术思想的总结、阐述，有临证经验的记录、提炼，有遣方用药的心得、体会，篇幅都不是很大，但内容丰富多彩，各具特色，有较高的学术和实用价值，足资今人借鉴与传承。

　　寻找、搜集这些珍贵文献资料是一个艰难、漫长而又快乐的过程。每当我们经过种种曲折得到想要的资料时，都如获至宝，兴奋不已，尤其感动于这些资料拥有者的无私帮助和大力支持。他们大都是名医之后或其门生弟子，不仅和盘托出，而且主动提供相关素材、背景资料，很多人还亲自参与整理、修订。他们的无私品质和高度责任感，也激励、鞭策我们不畏艰难，更加努力。

有道是"巴蜀自古出名医"。巴蜀大地，山川俊秀，物产丰富独特，文化灿烂悠久，不仅群贤毕集，而且名医大家辈出，代有传人，医书诊籍充栋，分量十足，不愧为"中医之乡，中药之库"。因此，我们特别推出《巴蜀名医遗珍系列丛书》，精心汇集了陈达夫、吴棹仙、李斯炽、熊寥笙等16位现代已故巴蜀名医的珍贵遗著、文稿，以展现巴蜀中医的别样风采。尤其值得一提的是，此次由巴蜀名中医马烈光教授亲任主编，年逾九旬的中医泰斗李克光教授担纲主审，确保了这套丛书的高品质和高水平。另外，还有相当部分的巴蜀名医资料正在搜集整理中，会在近期集中出版。

　　今后，我们还将陆续推出类似的专辑。真诚希望同道和读者朋友提出意见，提供线索，共同把这套书做成无愧于时代的精品、珍品。

中国中医药出版社

2016 年 8 月 4 日

前言

　　自古以来，以重庆为中心所辖地区称为"巴"，以成都为中心的四川地区称为"蜀"，合称"巴蜀"或"西蜀"。隋代卢思道曾云："西蜀称天府，由来擅沃饶。"巴蜀大地，不仅山川雄险幽秀，江河蜿蜒回绕，物产丰富独特，而且文化灿烂悠久，民风淳朴安适，贤才汇聚如云。现代文学家郭沫若曾谓："文宗自古出西蜀。""天府"巴蜀，不仅孕育出了大批横贯古今、闪耀历史星空的人文豪，如汉之司马相如、扬雄，宋之"三苏"等，也让"一生好入名山游"的李白、杜甫等恋栈不舍。

　　更令人惊叹者，巴山蜀水，不仅群贤毕集，复名医辈出，代有传人。早在《山海经》中已有"神医"巫彭、巫咸，其后，汉之涪翁、郭玉，唐之昝殷、杜光庭，宋之唐慎微、史崧，清之唐宗海、张骥、曾懿等，举不胜举。尤其在近现代，名噪一时的中医学家，如沈绍九、郑钦安、萧龙友、蒲辅周、冉雪峰、熊寥笙、李重人、任应秋、杜自明、李斯炽、吴棹仙等，均出自川渝巴蜀。如此众多出类拔萃的中医前辈名宿，其医德、医术、医学著述、临床经验、学术思想及治学方法，都是生长、开放在巴蜀这块大地上的瑰丽奇葩，为我国中医药事业的发展增添了光辉篇章，是一份十分值得珍惜、借鉴和弘扬的、独具特色的宝贵民族文化遗产和精神财富。

"自古巴蜀出名医"，何也？

首先，巴蜀"君王众庶"历来重视国学。巴蜀地区历史文化厚重，广汉三星堆、成都金沙遗址等，不断有考古学新发现揭示着本地文化的悠久。西汉之文翁教化为巴蜀带来了中原的儒道文化，使巴蜀文化渐渐融入了中华文化之中。而汉之司马相如、扬雄之文风，又深深体现着巴蜀文化的独特性。巴蜀人看重国学，文风颇盛，即使在清末民国之初，传统文化横遭蹂躏时，巴蜀仍能以"国学"之名将其保留。另外，蜀人喜爱易学，宋朝理学家程颐就说"易学在蜀"，体现出易学是巴蜀文化的重要特征。"医易同源"，易学在巴蜀的盛行，使巴蜀中医尤易畅晓医理并发挥之。就这样，巴蜀深厚的文化底蕴为生于斯、长于斯的巴蜀中医营造了一块沃土，提供了丰厚的精神濡养。

其次，巴蜀地区中医药资源得天独厚。四川素有"中药之库"的美称。仅药用植物就有5000余种，中药材蕴藏量、道地药材种类、重点药材数量等，均居全国第一位。"工欲善其事，必先利其器"，有了丰富的中药材资源，巴蜀中医就有了充足的"利器"，药物信手拈来，临床疗效卓著，医名自然远扬。

　　最后，巴蜀名山大川众多，风光旖旎，道学兴盛，道教流派颇多，"仙气"氤氲。鲁迅先生曾谓"中国文化的根柢全在道教"，道学、道教与中华文化的形成有着密切的关系，与中医学更具"血肉联系"。于道而言，史有"十道九医"之说；于中医而言，中医"至道"中有很大部分内容直接源于道，不少名医精通道学，或身为道教中人，典型者如晋代葛洪及唐代孙思邈。巴蜀地区，道缘尤深。且不说汉成帝时，成都严君平著《老子注》和《道德真经指归》，使道家学说系统化，对道学发展影响深远。仅就道教名山而言，"蜀国多仙山"，如四川大邑县鹤鸣山为"道教祖庭"，东汉张道陵于此倡"正一盟威之道"，标志着道教的形成；青城山为道教"第五洞天"，至今前山数十座道教宫观完好保留；

峨眉山为道教"第七洞天"，今仍保留有诸多道教建筑。四川这种极为浓厚的道学氛围，洵为名医成长之深厚底蕴。

自古巴蜀出名医，后人本应承继其学，发扬光大。然而，即使距今尚近的现代巴蜀名医，其学术经验的发掘整理现状堪忧。有的名医经验濒于失传；有的以前虽然发表、出版过，但如今难觅其踪；间或有一些得以整理问世，也多由名医门人弟子完成，呈散在性，难保其全面、系统、完善。如现代已故巴蜀名医中，成都李斯炽、重庆熊寥笙、达县龚益斋、大邑叶心清、内江黄济川、三台宋鹭冰等，这些医家，虽有个人专著行世，但一直缺乏一套丛书将其学验进行系统汇总与整理。

此外，现有的名医经验整理专著，多将其学术思想和临床经验分册出版，较少赅于一书，全面反映名医的学术特点。而有些名医在生前喜手录医悟、医论与医方、医案，因未得出版，遂留赠门人弟子，几经辗转，终濒临失传。如20多年前去世的名医彭宪彰，虽有《叶氏医案存真疏注》一书于1984年出版，但此书仅为几万字的注解性专著，只反映了彭老在温病学方面的学术成就。而他利用业余时间，手录的大量临床验案，至今未得到全面发掘整理，近于湮没无闻，遑论出版面世。痛夫！这些乃巴蜀杏林的巨大损失！

吾从小跟名师学中医，于20世纪60年代末参加医疗卫生工作，70年代在成都中医学院毕业留校从事医、教、研工作至今。在此期间，与许多现代巴蜀名医熟识，常受其耳提面命和谆谆教诲。几十年来，深感老前辈们理用俱佳，心法独到，临床卓有良效，遗留资料内容丰富多彩，具有颇高的学术和应用价值，若不善加搜集整理，汇总出版，则有绝薪之危。有鉴于此，我们早冀系统搜集整理出版一套现代已故巴蜀名医丛书，这也是巴蜀乃至全国中医界盼望已久的大事。适逢中国中医药出版社亦有此意愿，不谋而合，颇为相惜。此套丛书的出版幸蒙年逾九旬的巴蜀中医泰斗李克光教授垂青、担纲主审，并得到了国家中医药管理局、四川省中医药管理局、重庆市中医药管理局、四川省中医药科学院、成都中医药大学等的政策支撑，以及重庆金阳等企业的资金支持。尚得到不少名医之后或其门生弟子主动提供文献资料和相关素材之鼎力相助，更因成功申报为四川省社科课题而顺利完成了已故巴蜀现代名医存世资料的搜集、整理研究工作。对此，实感幸甚，诚拜致谢！

恰逢由科技部、国家中医药管理局等 15 个部委主办的"第五届中医药现代化国际科技大会"在成都隆重召开及成都中医药大学 60 年华诞之际，双喜临门，盛事"重庆"，愿以是书为贺，昭显巴蜀中医名家近年来的成果，尤可贻飨同道，不亦快哉！

丛书付梓之际，抚稿窃思，前辈心法得传，于弘扬国医，不无小益，理当欣喜；然仍多名医无继，徒呼奈何！若是丛书克竟告慰先贤，启示后学之功，则多年伏案之苦，亦何如也！

纸牍有尽，余绪不绝，胪陈管见，谨作是叙！并拟小诗以纪之：

巴蜀医名千载扬，济赢获安久擅长；

川渝杏林高寿日，岐黄仁术更辉煌。

丛书主编　马烈光

2016 年 8 月于成都中医药大学

内容提要

李孔定（1926—2011），四川省蓬溪县人。国家第一、二批名老中医药专家学术经验继承导师、四川省"首届十大名中医"。从医60余载，学验俱丰，在五运六气、中草药、温病学及难治性结核、白癜风、肿瘤等疑难杂症的治疗方面有精深研究。其善治疑难病证，每多巧思，疗效卓著，名闻遐迩。

本书为《名医遗珍系列丛书·巴蜀专辑》之一，原名《李孔定论医集》，收集了李老从医以来具有代表性的医文著述及临证心得、验案。全书分研经篇、实践篇和诗文篇三大部分。研经篇包括《内经》索微、《伤寒》求真、温病探蕴等，很好展示了李老深厚扎实的理论功底；实践篇包括用药心悟、古方活用、临证思辨和典型验案等，真实、全面地反映了李老丰富精湛的临床经验和难能可贵的求实创新精神；诗文篇中的诗词、医文，沁人心扉，体现了李老深厚的传统文化底蕴。

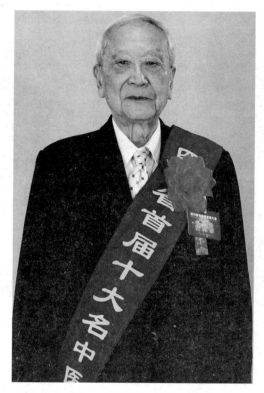

李孔定（1926—2011）

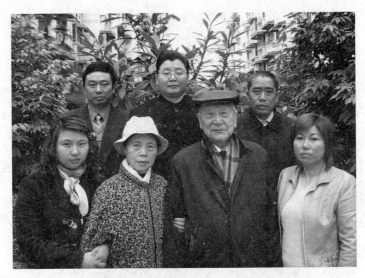

李孔定（右二）与其家人弟子合影（李老弟子沈其霖主任医师提供）

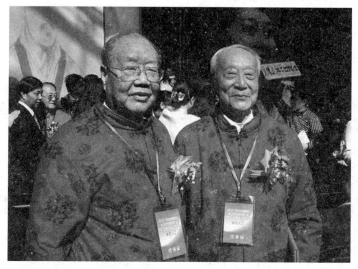

李孔定（右一）和朱良春（李老弟子沈其霖主任医师提供）

临证要诀

急证图案，宜重宜速。一身数病，抓主顾次。沉疴痼疾，标本孰先？一因多症，因去症蠲。内科杂病，二张采撷。外感热病，叶吴是瞻。勤求博采，海纳百川。取精酌醇，毋固毋偏。中学为体，西学为参。继承开拓，不耻向前。凝神诊治，人命攸关。精诚基道，大医何难！　　李孔定撰

李孔定墨宝（李老弟子沈其霖主任医师提供）

李孔定主任中医师诊籍

姓名：李玲　性别：女　年龄：49　住址：梓潼中医院

病证脉治：糖尿病10年，现血糖仍在13mmol/L以上波动，双脚痛，大便差，月经乱，脉沉，苔白腻，无明显。脾虚湿盛，肝郁血淤，宜健脾除湿，疏肝谗血为法。

处方：

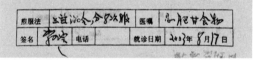

黄精30g　苍术15g　白术30g　战术50g

茯苓30g　黄柏30g　胡芦巴15g　丹参30g

葛根30g　砂仁12g　黄连10g　红花12g

五味子10g　远志30g

(均)

服7如佳

即消了之的

煎服法	三道浓合，合8次服	医嘱	忌肥甘食物
签名	李孔定	电话	就诊日期　2003年8月17日

李孔定处方（李老弟子沈其霖主任医师提供）

目录

I 研经篇

I

研经篇

《内经》索微

一、《内经》中的"精"有物质、精神两义

现代的中医书籍如《内经》注文和中医基础学等，多认为"精"的内涵包括：（1）泛指构成人体和维持生命活动的基本物质，又称为水谷之精、后天之精。（2）指生殖之精，即先天之精。二者的功能虽异，但均为细微难见的精微物质则同。这种揭示无疑是正确的。但根据《内经》和先秦、西汉的书籍所示，"精"在一定的语言环境中还具有与此不同的概念，即"神之初型"或"神之别称"。它有时单独称"精"，有时与神、明、灵、气等组成精神、精明、精灵、精气等名称，名异而义同。现就《内经》和先秦、西汉古籍中部分有关"精"为精神意识之文讨论于后。

1.《内经》中的有关记载

（1）《素问·移精变气论》："余闻古之治病，惟其移精变气，可祝由而已。""移精变气"，是用转移病人精神的方法去改变混乱了的脏气的意思，故吴崐注为："移易精神，变化脏气。"《生气通天论》："阴平阳秘，精神乃治；阴阳离决，精气乃绝。"这里的"精神""精气"是同义词，都是指精神意识而言。以上的"精"均为"神之别称"。

（2）《灵枢·本神》："何谓德气生精、神、魂、魄、心、意、志、思、智、虑，请问其故？岐伯答曰：'天之在我者，德也；地之在我者，气也。德流气薄而生者也。故生之来谓之精；两精相搏谓之神，随神往来谓之魂，并精而出入者谓之魄，所以任物者谓之心，心有所忆谓之意，意之所存谓之志，因志而存变谓之思，因思而远慕而之虑，因虑

而处物谓之智。'"本条把精神意识活动分为 10 个层次，无谈形体物质之意。这里的"精"是随形体一起来到人间的，是"神之初型"，故曰"生之来谓之精"。待与物质的水谷之精"两精相搏"之后，始能渐进而为"神"。但"精"是有其独立性的，比起魂、魄要依附精、神才能活动来要灵异一些，故曰"随神往来谓之魂，并精而出入者谓之魄"。或谓注家们对"生之来谓之精"都解释为生命来自生殖之精，又当何说？我认为这不能只看"生之来谓之精"一句。如果把这一句的上下文联系起来看，问题就很清楚了。上文说人的形体、生命来源于"德流气薄"，本篇讨论的主题是"神"，所以交待了人的来历后，下文对形体类就置而不论，只论精神活动的各个层次及其对生理病理的关系了。

注家把"天之在我者，德也；地之在我者，气也。德流气薄而生者也"中的"德"，解释为"大自然的气候、日光、雨露等"，其中的"气"解释为"地面的植物、水分等生活必需条件"。这样解释固足以言之成理，但问题在于，这三句是说明形成人的条件，而非说明出世之人的生存条件。人之未存，何缘享受天地的赐予？我认为这里的"德"，应作"精之基础"解，即灵异之气，可以发展成"精"；这里的"气"，应作"形之基础"解，即精微之物，可以发展成"形"。这里的"天地"是指代成"神"的清阳之气和成"形"的浊阴之气。故《素问·生气通天论》说的"生之本，本于阴阳"，便是很好的解释。而《管子·内业》的"凡人之生也，天出其精，地出其形，合此以为人"，《淮南子·精神训》的"夫精神者，所受于天也；而形体者，所禀于地也"，更具体地说明了这一问题。

《灵枢·大惑论》："五脏六腑之精气皆上注于目而为之精。"张玉珍《灵枢语译》注："精，指的精明视物之功能。"并引张景岳《类经》注"为之精，为精明之用也"为其立论根据。这里的"精"也是"神"之代称。

2. 诸子书中的有关记载

（1）《周易·系辞》："精气为物，游魂为变，是故知鬼神之情状。"把精气与游魂并提，因二者同是指精神而言，只是有层次之别而已，故高亨注："精气，犹灵气也。"

（2）《管子·心术下》："一物能变曰精，一事能变曰智。"而在同书的《内业》篇则说："一物能化谓之神，一事能变谓之智。"显然是把"精"与"神"当作同一概念的。同篇"敬除其舍，精将自来"句，赵守正注："此处的精，与神所指相同。"同篇又云："精之所舍，知之所生。"更清楚地阐明了精与知的关系。

此外，宋玉《神女赋》"精交接以来往兮"，《史记·扁鹊仓公列传》"因唏嘘服臆，魂精泄横"，《淮南子·原道》"精通于灵府，造化者为人"中的"精"，都是"神"之别称。

不少学者认为，《内经》非一人之手笔，肇始于东周，完成于西汉。《内经》与同一时期各家著作的学说思想和文词概念都会相互渗透、相互模拟。故东周至西汉五六百年间的各家著作，有不少内容和文句都与《内经》相同或相似。"精"关系到人的生长壮老已和病苦康强，最易引起各派学者重视，概念自当一致，即诸子和《内经》作者都对不同语言环境中的"精"，分别赋予精微物质（包括先天之精和后天之精）和精神意识两类概念。

二、五运六气学说撮要

五运六气学说（简称"运气学说"），首见于《素问》的天元纪大论、五运行大论、六微旨大论、气交变大论、五常政大论、六元正纪大论、至真要大论诸篇，认为一岁中五运六气的变化，对人类和自然界其他方面有直接的影响，对当年或某个节气某种疾病的发生、病势的轻重有直接的关系，从而定出各种经得起客观实践检验的、至今仍然沿用的治疗法则。因其内容丰富、涉及面广，所以都用"大论"标其篇名。

自宋元以至明清，运气学说被广泛地应用于中医学，为预防和治疗疾病的理论依据之一。北宋时代的《圣济总录》、明朝初年的《普济方》等书都把运气学说列为专篇。明代张景岳的《类经》专辟"运气类"一项，备引《内经》有关论述，详加注释和阐发。清代吴谦等编的《医宗金鉴》亦列"运气"专篇，对运气学说的有关内容作了简要的说明。高明如刘河间、张元素、叶天士、吴鞠通诸贤，皆对此一学说有深刻的研究，并用之指导临床实践。刘河间说："不知运气而求医无失者，鲜矣。"马莳说："五运行大论……至真要大论诸篇，皆论五运六气南北政，凡天时、民病、人事等义，至详至备，为医籍中至宝。"足见不少医家对于运气学说都是十分重视的。

但气有常变，病有盛衰，所以有时会有"某气司天属阴寒，今反炎热；某运太过，今反不及"的情况出现，以致有的医家则持"运气不足凭"之说，谓运气学说"其实无关医道"，如缪仲淳、张飞畴等人便是。

《内经》在论证"运气"对于疾病的发生有密切关系的同时，对于不按"运气"规律发病的问题，也作了详细的说明，归纳起来，约有以下几点。

（1）相同的邪气，可有不同的程度。如《六元正纪大论》说："余司其事，则而行之，不合其数何也？岐伯曰：'气用有多少，化洽有盛衰。盛衰多少，同其化也。'"此言六气致病有多有少，化而为病即有盛有衰。多者盛而少者衰，是病邪与化出的证候情况一致的反应。

（2）病势的轻重，可由误治而成。如《六元正纪大论》说："岐伯曰：'发表不远热，攻里不远寒。'帝曰：'不发不攻，而犯寒热，何如？'岐伯曰：'寒热内贼，其病益甚。'"指出这种寒、热重症完全是人为的，与"运气"无关。

（3）致病之气，不一定按"运气"的规律出现。如《至真要大论》说"时有常位，而气无必也"，明确地指出了非其时亦会有其气的。

（4）五运六气固然可以影响气候，但地理环境却是决定气候的重要因素。如《六元正纪大论》说："至高之地，冬气常在；至下之地，春气常在，必谨察之。"所以，必须时、地互参，不能单纯强调一面。

（5）治疗法则，应以具体的病证为依据。如《至真要大论》说："气有高下，病有远近，证有中外，治有轻重，适其至所为故也。"所以，宋代的《三因方》《圣济总录》等书，按年辰运气列出方药的做法，显然是不对的。

此外，近世防疫工作的普遍开展，阻止了某些疾病的发生和流行，"人定胜天"地打破了部分疾病原定的发生、流行规律。

所以，我们既要重视运气学说中揭示的发病规律，又要具体情况具体分析，不要"惟务按图索骥"。张景岳以其亲身体验，一方面肯定"五六之义，逐气推测，则彼此盈虚，十应七八"。另一方面又认为，"徒欲以有限之年辰，概无穷之天道，隐微幽显，诚非易见"是值得我们借鉴的。

《素问》81篇中，专论"运气"者虽然只有7篇，但这7篇所占的文字数量，即约占《素问》全书的三分之一。要想从这样浩繁的卷帙中去找出五运六气的规律和应用方法，难度是比较大的。但根据《素问》有关"运气"诸篇所示的精神，运气学说的核心是六气司天在泉、客主加临、五运三气三部分，也是运气学说的三大重点、难点。突破了这三个重点、难点，其他的问题也就迎刃而解了，或不需另解而解已在其中了。现就这三部分的有关内容作一简要介绍。

1. 六气司天在泉

（1）释义

司天在泉和它们的左右间气，称为客气，亦名天气。共分六步。主岁的气，称为司天，位当三气；与主岁相对的气，称为在泉，位当终气。司天之左为左间气，司天之右为右间气；在泉之左为左间气，在泉之右为右间气（图1）。

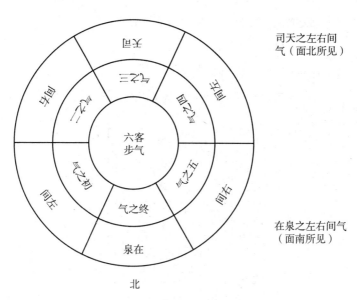

图1　六气司天在泉示意图

（2）干支甲子

干，亦称天干，其数有十，即：甲、乙、丙、丁、戊、己、庚、辛、壬、癸。

支，亦称地支，其数十二，即：子、丑、寅、卯、辰、巳、午、未、申、酉、戌、亥。

甲子：是由干支相配而成。天干在上，地支在下，按序相加。天干循环六次，地支循环五次，便是甲子的一周。周而复始，用以纪年纪日。因其第一次配合是天干的"甲"和地支的"子"，合而为"甲子"的，故名为"甲子"。《六微旨大论》说："天气始于甲，地气始于子，子甲相合，命曰岁立。"就是这个意思。现列表如下，以利说明。

（3）司天之气是从年支的属性产生的，即：

子午——少阴君火　　丑未——太阴湿土

寅申——少阳相火　　卯酉——阳明燥金

辰戌——太阳寒水　　巳亥——厥阴风木

	甲	乙	丙	丁	戊	己	庚	辛	壬	癸
干	甲	乙	丙	丁	戊	己	庚	辛	壬	癸
支	子	丑	寅	卯	辰	巳	午	未	申	酉
干	甲	乙	丙	丁	戊	己	庚	辛	壬	癸
支	戌	亥	子	丑	寅	卯	辰	巳	午	未
干	甲	乙	丙	丁	戊	己	庚	辛	壬	癸
支	申	酉	戌	亥	子	丑	寅	卯	辰	巳
干	甲	乙	丙	丁	戊	己	庚	辛	壬	癸
支	午	未	申	酉	戌	亥	子	丑	寅	卯
干	甲	乙	丙	丁	戊	己	庚	辛	壬	癸
支	辰	巳	午	未	申	酉	戌	亥	子	丑
干	甲	乙	丙	丁	戊	己	庚	辛	壬	癸
支	寅	卯	辰	巳	午	未	申	酉	戌	亥

巴蜀名医遗珍系列丛书

凡逢子、逢午年，都是少阴君火司天。逢子，如甲子、丙子、戊子、庚子、壬子五年，都是少阴君火司天；逢午，如甲午、丙午、戊午、庚午、壬午五年，也都是少阴君火司天。

凡逢丑、逢未年，都是太阴湿土司天。逢丑，如乙丑、丁丑、己丑、辛丑、癸丑五年，都是太阴湿土司天；逢未，如乙未、丁未、己未、辛未、癸未五年，也都是太阴湿土司天。

其余八支年，仿此定出司天之气。

（4）六气司天、在泉相配，年年不变，即：

少阴君火司天，　　　阳明燥金在泉；

太阴湿土司天，　　　太阳寒水在泉；

少阳相火司天，　　　厥阴风木在泉。

反之，阳明燥金司天，少阴君火在泉。余皆仿此倒换。

（5）客气的运行规律

司天在泉六气的运行规律，是按一阴（厥阴）→二阴（少阴）→三阴（太阴）→一阳（少阳）→二阳（阳明）→三阳（太阳）→一阴（厥阴）的顺序进行的。

我们回头再看"4"司天在泉相配，便可发现：少阴司天，阳明在泉，阳明司天，少阴在泉，是二阴配二阳；太阴司天，太阳在泉，太阳司天，太阴在泉，是三阴配三阳；厥阴司天，少阳在泉，少阳司天，厥阴在泉，是一阴配一阳。

在六步推移上，常以在泉定位，依上运行规律递进。现以今年为例，予以说明。

今年是己未年，检视前面的规律，可知是太阴湿土司天；三阴应配三阳，可知是太阳寒水在泉。六气的运行顺序即为图2。

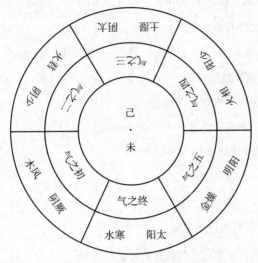

凡逢丑，逢未之年，皆如图所示，其余各年皆从司天之气，定出在泉之气，再从在泉之气向左间循序推移。

图2　客气的运行规律示意图

（6）客气的六步主时

司天、在泉之气，合称"主岁"，意思是说两者的气共主一岁。《六元正纪大论》说："岁半之前，天气主之；岁半之后，地气主之。"由此可知，司天之气主上半年（一至三步），在泉之气主下半年（四至六步）。其余四气各主一步（六十日又八十七刻半），《至真要大论》说："主岁者纪岁，间气者纪步也。"就是指此而言。

五运六气的初之气是从头年大寒节开始的，经立春、雨水、惊蛰而交二之气；

二之气从春分开始，经清明、谷雨、立夏而交三之气；

三之气从小满开始，经芒种、夏至、小暑而交四之气；

四之气从大暑开始，经立秋、处暑、白露而交五之气；

五之气从秋分开始，经寒露、霜降、立冬而交终之气；

终之气从小雪开始，经大雪、冬至、小寒而尽一岁。

以今年为例，从去年（戊午）十二月二十三日（大寒始）起，至今年（己未）六月三十日（小暑终）止，为司天的太阴湿土之气所主；从六月三十日（大暑始）起，至十二月初四日（小寒终）止，为在泉的太阳寒水之气所主。

2. 客主加临

客气，前面已作了介绍，现在得先从主气谈起。

主气，亦名地气，是分主四时二十四节气的气。始于厥阴风木，终于太阳寒水，年年不变（图3）。

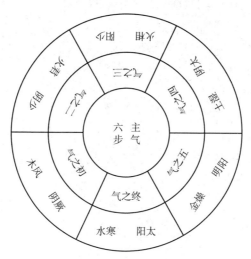

图3　客主加临示意图

从上图可以看出，主气的运行规律，是按五行相生的次序进行的，不过"火"分君火、相火就是了。

主气的六步主时，与前客气六步主时相同，即每步各主四个节气，经时六十日又八十七刻半。

客主加临，就是把每年轮转的客气加在固定的主气之上。其法是以司天客气，加于主气的三气之上，其余五气按前"客气的运行规律"依次相加。现以今年为例，设图以示（图4）。

客气主气六步分别加临以后，要看客主之气是否相得。

客主之气相生，或客主同气，便为相得。

客主之气相克，则有两种情况：主气克客气，为不相得；客气克主气，为相得。《至真要大论》说："主胜逆，客胜从。"就是这个意思。

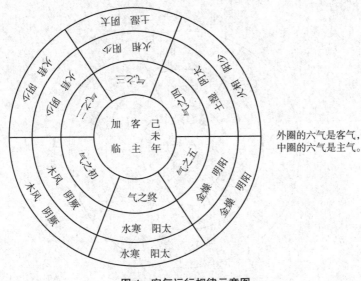

外圈的六气是客气，
中圈的六气是主气。

图4　客气运行规律示意图

巴蜀名医遗珍系列丛书

相得为正常之气，不相得为致病之气。故《五运行大论》说："气相得则和，不相得则病。"

除了相得、不相得以外，还有顺、逆之分。

客气生主气为顺，客气大于主气（客气是少阴君火，而主气是少阳相火）亦为顺；反之为逆。

顺、逆，与相得、不相得同义，只不过有程度之差而已。

从图4可以看出，今年的三之气是少阳相火生太阴湿土，是主气生客气，故应为"逆"。按此规律推测，则在今年的5月21日（夏历四月十五日）交小满之日起，至7月7日（夏历六月三日）交小暑节止的一段时间内，脾湿、风火一类疾病应较多出现；二之气虽为客主同气，属于相得，但客主的少阴君火相值，火气太甚，容易引起温病流行，故《六元正纪大论》说："丑未之岁，二之气，温厉大行，远近咸若。"今年的二之气，是公历3月21日交春分节起，至5月21日小满终末止的一段时间。四之气是客生主为顺，其余一、五、终之气都是属于"相得"的客主同气，按运气规律，就不会有疾病大流行的情况发生了。

3. 五运三气

木、火、土、金、水五气运行，是为五运。五运有太过、不及、平气三种不同之气，故有"五运三气"之称。

五运之气是十干化合而来，即：

甲己——化土运　　乙庚——化金运

丙辛——化水运　　丁壬——化木运

戊癸——化火运

按照十干配五行的规律，则是甲乙属木，丙丁属火，戊己属土，庚辛属金，壬癸属水。而十干化运为什么又不相同呢？《五运行大论》解答了这个问题。其文曰："丹天之气，经牛女戊分；黅（音今）天之气，经于心尾己分；苍天之气，经于危室柳鬼；素天之气，经于亢氏昂毕；玄天之气，经于张翼娄胃。"现设图以示其意（图5）。

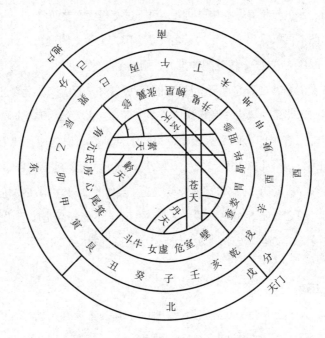

图5　五气经天化五运图

　　从图上可以看出，四方的地支代表着四季的十二个月，从正月的寅始，至腊月的丑终；四方的天干，为五行的方位所属，从东方的甲乙始，到北方的壬癸终。

丹天之气，即红色的火气。传说古人观天时，见有红色的云气横亘于牛、女、奎、壁四宿之间，在十干适当戊癸的方位，故凡逢戊、逢癸之年，便是火运主事，是为戊癸化火。黅天之气，即黄色的土气；苍天之气，即青色的木气；素天之气，即白色的金气；玄天之气，即黑色的水气。

甲己、乙庚、丙辛、丁壬诸干所化，其根据都同戊癸化火之说。

十天干中，甲、丙、戊、庚、壬为阳，其所化之气为有余，为太过；乙、丁、己、辛、癸为阴，其所化之气为衰微，为不及。所以：

甲己虽同为土运，但甲为阳土，为土运有余、太过；己为阴土，为土运衰微、不及。

其余乙庚金运、丙辛水运、丁壬木运、戊癸火运，都可根据其阴阳属性隅反。

既非太过，又非不及，叫做"平气"。

十天干中阴阳各五，所化之气，不是太过就是不及，二者必居其一。那么，平气又是如何形成的呢？张景岳《类经图翼》说："运太过而被抑，运不及而得助。"便正确地回答了这一问题。被抑，即被克的意思，太过的运受到克制，就成为"平气"了；得助，即得到帮助的意思，不及的运受到相同的气（运）的帮助，也就成为"平气"了。

被抑和相助，均可从三方面来：

一是从同年的地支之气而来；

二是从当年初之气大寒节的第一天的天干化运而来；

三是从当年初之气大寒节交节时刻的天干化运而来。

从同年地支之气而来的，如：

癸巳年：癸为阴干，为火运不及，但巳居南方属火（图6），不及的癸火，得巳火之助，便成为"平气"了。

庚午年：庚为阳金，为金运太过，但午是君火，太过的庚金，被午火所克，也就变为"平气"了。

从交节的日、时天干化运而来的，如：

乙年。乙为阴干，为金运不及，如遇初之气的大寒交节之日或交节之时是庚，庚亦化金，不及的乙金，得庚金之助，便成为"平气"了。如交节之日或时是乙，也算得助，使不及的乙金，一变而为"平气"了。

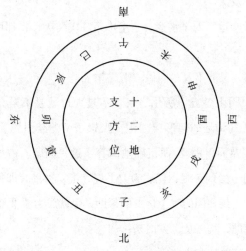

图6　癸巳年运化示意图

太过之年，本运之气即为致病之气；不及之年，相克之气则为致病之气。甲年为土运太过，如未被抑，则湿土之气容易为灾；己年为土运不

巴蜀名医遗珍系列丛书

及，如未得助，则风木之气易乘土而致病。平气则气候协调，疾病较少。

今年是己未年。以年干言，己为阴土，土运不及；但从年支看，未为太阴湿土。不及之己土，得未土之相助，便成为平气了。按此预测，今年可无疾病大流行。但二之气和三之气会有一些波动，已如前述。

疾病的发生、流行，由于种种原因，不一定完全如"运气"规律所定，已如前述。而为什么文中所举疾病发生、流行的例子，均按"运气"规律进行推断呢？因为五运六气的道理还有待于我们进一步去了解，它与发病的关系还有待于我们进一步去探求和掌握，故旨在以此质诸同道，共同从客观实践中加以验证，总结经验，提高认识。

4. 小结

（1）本文从《内经》浩繁的运气学说篇幅中重点揭出六气司天在泉、客主加临、五运三气的一般规律，并说明它们与发病的关系。这样，可使人们对运气学说的基本内容，一览无遗。

（2）本文认为运气学说一般可以推测某些年、节会有某些疾病的发生，但有各种原因可以使之例外。其中不少问题，还有待进一步研究。

（3）文中对运气学说中的五音建运、太少相生、天符、岁会等未予提及。但它们的作用仅在说明阴阳的更代、病邪的微甚等，非运气学说的主要组成部分，而且有些含义完全可以从司天在泉、五运三气等内容中体现出来。何况，五音建运、天符、岁会等内容比较简单，含义不很深奥，要了解它们也很容易，本文限于篇幅，故不絮及。

（本文于 1979 年即夏历己未年秋，在四川省中医学会第一次学术交流会上发表）

三、《内经》"白汗"新释

《素问·经脉别论》中"白汗"一词，历代医家见仁见智，曾作过多种解释。如吴崑认为是"汗色白"；丹波元简认为是"魄汗"。近世医家或认为是自汗，或认为是身汗，或从丹波元简注。我认为，"白汗"一词，解释为"汗色白"，纯属顺文释义；解释为"魄汗""自汗""身汗"，亦觉欠妥。其理有二：

其一，对《素问·经脉别论》"白汗"一词的解释，应注意分析本段全文。原文云："一阴至，厥阴之治也，真虚痟心，厥气留薄，发为白汗。"可见，引起"白汗"的原因主要是真气大虚，其病情是危重的。在这种真气大虚，病情危重的情况下，临床上常见汗出量多，甚则冷汗淋漓。因此，把"白汗"解释为"魄汗""自汗""身汗"，均与真气大虚的病机不符。

其二，"白汗"一词，在古代医学和医学以外的典籍中均可见到。如《战国策·楚四》："夫骥齿至矣，服盐车而上大行，蹄申膝折，尾湛胕溃，漉汁洒地，白汗交流。"《淮南子·修务训》："奉一爵酒，不加于包，挈一石一尊，白汗交流。"《金匮要略》："寒疝绕脐痛，若发则白汗出，手足厥冷，其脉沉者，大乌头煎主之。"可见"白汗"一词，常在困难或紧急情况下出现，并非"魄汗""自汗""身汗"那样轻松。

所以我认为，白汗的含义有二：一是有"冷汗"之意。"白"为霜雪的颜色，可引申作"冷"解。如《说文·白部》"白，西方色也，阴用事，物色白。"李白《嘲王历阳不肯饮酒》"地白风色寒，雪花大如手"便是。故《晋书·夏统传》："闻君之淡，不觉寒毛尽戴，白汗四布。"此处的"白汗"即是"冷汗"。二是"白汗"有大汗之意。考"白"可作"显著"解。如《荀子·天论》:"功名不白。"《史记·秦始皇本纪》:"圣智仁义．显白道理"便是。故"白汗"又有明显地出汗,即出大汗之意。综上,"白汗"应作出大汗或冷汗解。这样解释,不仅符合白汗在困难或危急时始能出现,亦与真气大虚的病机相符。

四、"不得隐曲"说意

《素问·阴阳别论》云:"二阳之病发心脾,有不得隐曲,女子不月。其传为风消、其传为息贲者,死不治。"其大意是说,二阳之病(胃病)的发生,多由思虑过度,损伤心脾而致。脾与胃同居中焦,属土,故脾伤可累及于胃;心为君主之官,为一身之大主,主不明则十二官危,故心伤也可影响到胃。

胃为水谷之海,胃伤则纳减,纳减则精血之资源不足,形成精衰血少,其表现出来的症状,在男子可有"有不得隐曲",在女子可有"不月"。病情进一步发展,都可变为"风消""息贲"等危重之证。

"不得隐曲"句,全国中等卫生学校试用教材《古典医著选》词解为"曲折难言的隐情",语译为"难以告人的心事",解和译的词句虽有不同,但其意思则一,都是从情志方面而言的。这与南京中医学院医经教研组编著的《黄帝内经素问译释》(1959年6月上海科学技术出版社出版)的解译完全一样。如此解释,个人认为有提出商榷的必要。

(1)单就"隐曲"言,解释为"曲折难言的隐情"固无不可,问题在它的前面尚有否定词"不得"。得,能也,不得即不能。全句按语序译出,即为:"有不能曲折难言的隐情"。如此,则成为谁也看不懂的一个句子。

（2）信如《教材》所解，则因思虑过度引起的"二阳之病"，仅能影响到女子的月经，于男子则不会衍出他病，这与临床事实不相符合。

（3）既言"二阳之病"发自心脾，其病因属于七情范畴，当然包括了"曲折难言的隐情"在内，因心为精神之所舍，一切情志变化，心都起着主导作用。在情志变化的结果，已经形成了"二阳之病"之后，就宜直书其病情，用不着重复其病因了。

所以，历代许多注《素问》的医学名家如王冰、张景岳、李念莪、张志聪、高士宗诸贤，都把此处的"不得隐曲"，解为"不得为房帏之隐曲也"，或"隐蔽委曲之事，不能为也"。词语虽有不同，意思则完全一样。用现代的话说，就是性欲减退，无力行房。临床上因思虑过度或其他原因导致的胃病，病情发展到一定阶段，可以导致无力行房，是不难理解的。

王冰等人所说的"委曲"，不能释为"委屈""冤抑"，应释为"隐蔽不显"。如《后汉书·班彪传》："细意委曲，条例不经。"其"委曲"一词：便是后者之意。

《素问》用"隐曲"一词共有五处：《阴阳别论》二处，则为"不得隐曲"；《风论》一处，则为"隐曲不利"；《至真要大论》二处，一为"隐曲不利"，一为"隐曲之疾"。五处"隐曲"的解释，历代不少诸家联系上下文义，或解为行房，或解为小便，是完全正确的。但这两种解释都非"隐曲"的本义，而是古汉语的"词类活用"，其本义是外生殖器。《唐书·安禄山传》："隐曲常疮。"张志聪在《黄帝内经素问集注》里对"隐曲"的解释是"隐曲者，乃男女前阴之处，故曰隐曲，谓隐蔽委曲之处也"（见该书《至真要大论》"隐曲之疾"注），均可为证。把外生殖器称为"阴"，与"隐曲"之义完全相同;《灵枢·经筋》所说的"阴器不用"与"不得隐曲"之义也完全相同。文言文中把名词活用为动词是一种常用的语法规律。故把名词"隐曲"活用为动词"行房""小便"，自是毋庸置疑之事了。

五、关于《内经》成书时期的讨论

《内经》的成书年代，不少学者认为是初成于春秋战国时期，秦汉续有增补。恩格斯说："科学的发生和发展，一开始就是由生产决定的。"又说："不管自然科学家采取什么样的态度，他们还是得受哲学的支配。"因此。《内经》作为一部中医科学书籍，它的学术思想和诊疗技术当然是以当时的生产力为基础，吸收当时"诸子百家"的唯物辩证思想，总结前代和当代的医学成就编写而成的。

《诗经·秦风》有"驷鐡孔阜"之句，"鐡"亦作"铁"。"驷铁"一诗是记秦襄公出猎之事的。襄公（公元前 777 年～前 766 年）在位。时当西周之末，春秋之初，足证当时已有铁器出现了。恩格斯说："铁使大面积的农田耕作、开垦广阔的森林地区成为可能，它给手工业工人提供了一种坚固和锐利非石头或当时所知道的其他金属所能抵当的工具。"事实正是如此，从铁器推广以来，使许多草莽丛生和不毛之地变成了良田沃野。如郑国在西周末时还是一遍"蓬蒿藜藿"的荒芜地带，到春秋时代便成为工农商业比较发达的国家了。吴国在春秋时已修起了沟通长江和淮水的"邗沟"，大大有利于农田的灌溉和南北的交通。战国时期秦国在四川修就了工程巨大的都江堰，至今仍受到中外水利专家的称赞。随着农业生产的发展，天文、历法、数学以及酿造、纺织、冶铁等科学技术都有了很大的提高，因而产生了百家争鸣、诸子蜂起的繁荣景象。现提出以下几个问题进行讨论。

1. 在唯物主义方面

殷周以来，特别是春秋以来，一些思想家用唯物主义的思想对世界作了新的解释。他们从自然界本身所固有的现象去说明自然现象的变化，把整个宇宙看成是某种（或某几种）具体的东西构成的，从而和上帝创造并支配世界的思想对立起来。如《尚书·大禹谟》说："德维善政，政在养民，水火金木土谷维修。"子罕继承了殷周以来五行学说的思想把五行说成是"五材"，并阐发其作用说："天生五材，民并用之，废一不可，谁能去兵。"《易经》进一步从天、地、水、火、风、雷、山、泽八种东西（八卦）来说明世界上其他更多东西的根源；《管子·地水篇》认为"水"是万物的根源，说："水者，何也？万物之源也，诸生之宗室也。"但以五行学说的影响为诸说之冠，《易经》的八卦说次之；《管子》之说太简，不能比象于纷纭复杂的事物，故后遂无人问津了。

就在这个时代，希腊的泰勒斯也提出"水"是万物的根源；阿拉克西米尼提出"气"是万物的基础；阿拉西曼德提出"冷、热、干、湿"的无限物质构成了世界；赫拉克利特认为具有灵活、变化的"火"是万物的本源；印度的多耆翅舍钦婆罗认为"地、水、风、火"是世界物质的基本元素。看来历史发展到一定阶段，势所必然地会产生用某种元素来解释复杂变化的世界的哲学家。故天各一方，素无联系的中外学者，其思想基础完全一致，正如列宁所说："意识都不过是存在的反映。"认识上的提高，原于科学技术水平的提高；认识提高了，又反过来指导科学技术的再发展。如此循环往复，以至无穷。

2. 在辩证法方面

春秋以来，不少思想家在辩证法方面，也有很多阐述。如：

《易经》说："富有之为大业，日新之谓盛德。"又说："穷则变，变则通，通则久。"

史墨说："社稷无常奉，君臣无常位，自古以然。"

伍子胥说："盈必毁，天之道也。"

以上论点，都旨在说明事物是不断除旧布新，生生不息的。又如：

范蠡说："时将有反，事将有间。"

《孙子兵法》说："怯生于勇，弱生于强。"又说："投之亡地而后存，陷之死地而后生。"

以上的论点都旨在说明事物是相互依存、相互转化的。特别值得一提的是《老子》一书对辩证法的各方面内容作了较为详细的论述。如：

（1）认为事物总是不断变化着的，而不是静止的。如23章云："天地尚不能久，而况人乎？"

（2）认为事物的存在是相互依存的，而不是孤立的。如2章云："有无相生，难易相成，长短相形，声音相和，前后相随。"

（3）认为事物总是向着相反的方向变去。如58章云："祸兮福所倚，福兮祸所伏。"40章云："反者，道之动；弱者，道之用。"

（4）初步接触到事物的实质变化问题。如64章云："合抱之木，生于毫末；九层之台，起于累土。"

此外，墨子、荀子、韩非等人在发扬唯物主义的自然观和认识论方面，都作出了积极的贡献。

3. 在阴阳学说方面

春秋战国时期的阴阳学说已逐臻完备，并广泛渗入于各派哲学和各种自然科学，用以解释自然界两种对立和相互消长的物质势力。如：

《尚书·周官》："兹惟三公，论道经邦，燮理阴阳，官不必备，惟其人。"

《国语·周语上》："阳伏而不能出，阴迫而不能蒸，于是有地震。"

《管子·四时篇》："是故阴阳者，天地之大理也。"

《易经》："一阴一阳之谓道。"

《礼记·礼运》："人者，其天地之德，阴阳之交，鬼神之会，五行之秀气也。"

《左传·僖公十六年》载周内史叔兴论陨石，鹢飞于宋："是阴阳之事，非吉凶所生也，吉凶由人。"

《老子》："万物负阴而抱阳。"

《孙子·计篇》："天者，阴阳、寒暑、时制也。"

《庄子·大宗师》把拘挛病的原因解释为"阴阳之气有沴。"

《荀子·天论》："星坠，木鸣，国人皆恐……是天地之变，阴阳之化，物之罕至者也。"

《吕氏春秋·知分》："凡人物者，阴阳之化也；阴阳者，造乎天而成者也。"

仅从上面的几点例子，便可以看到当时各家都把阴阳用来解释哲

巴蜀名医遗珍系列丛书

理、天时、人事、疾病等各方面的问题。

4.《内经》的问世

如上所述，春秋战国时期的生产、科学和哲学水平已经发展到相当高度，形势孕育了《内经》的产生。这不仅表现在《内经》广泛地吸取了阴阳五行学说，用之解释人体的生理、病理现象和作为诊断、治则的理论根据方面，而且对当时科学、哲学中可供给医学机体营养的理论也予以兼收并蓄。如：

在生理方面，孟子谓："心之官则思。"《荀子·天论》更具体地说："心居中虚，夫是之谓天君。"这与《素问·灵兰秘典论》所说的"心者，君主之官，神明出焉"完全一致。

在病理方面，《吕氏春秋·重己篇》谓："多阴则厥，多阳则痿。"这一阴阳偏盛皆能致病的机理与《素问·阴阳应象大论》所说的"阳盛则热，阴胜则寒"完全一致。

在强身防病方面。《荀子·天论》说："养备而动时，则天不能病。"与《素问·遗篇刺法论》所说的"正气存内，邪不可干"理相近似。

在饮食卫生方面，《韩非子·扬权》说："夫香美脆味，厚酒肥肉，甘口而病形。"与《素问·生气通天论》所说的"膏粱之变，足生大丁"其理则一。

在有病早治方面，《韩非子·喻老》说："故良医之治病也，攻之于腠理，此皆争之于早也。"与《素问·阴阳应象大论》所说的"故邪风之至，疾如风雨，故善治者治皮毛，其次治肌肤，其次治筋脉，其次治六腑，其次治五脏。治五脏者，半死半生也"其论一致。

在修身养性方面，《老子·十九章》说："见素抱朴，少私寡欲。"与《素问·上古天真论》所说的"志闲而少欲，心安而不惧，形劳而不倦"基本一致。

在人与自然的关系方面，《荀子·天论》说："天行有常，不为尧存，不为桀亡。应之以治则吉，应之以乱则凶。"与《素问·四气调神大论》所说的"故阴阳四时者，万物之终始也。生死之本也。逆之则灾害生，从之则苛疾不起"完全一致。

《老子·七十七章》在论天道时有这样一段文字："天之道，其犹张弓欤，高者抑之，下者举之；有余者损之，不足者补之。"这与《素问·至真要大论》用来说明冶则的"高者抑之，下者举之；有余折之，不足补之"一段文字不仅意义相同，而字句亦无大异。

但《内经》作者在吸收当代阴阳、五行学说以及各派哲学思想方面，并不是录音式的照搬，而是通过加工提炼，整理提高。使之更好地为医学服务。现以五行学说为例予以说明：

《吕氏春秋·应同》只记有五气相胜（相克），而无五气相侮（反克）。可见它只看到五气之常，而来看到五气之变。而《内经》的认识更比《应同》提高了一步。如《素问·五运行大论》说："气有余则制己所胜，而侮其不胜；及其不足，则己所不胜，侮而乘之，己所胜轻而侮之。侮反受邪。侮而受邪，寡于畏也。"这就把常、变两方面的关系都提到了，使主观的认识更接近于客观事物的实际。

这时，国外的医学理论与中医学的理论颇多类似之处。如希腊的名医希波克拉底（公元前460年～前377年）发明了"四液论"，认为人是由血、涎、黄胆汁、白胆汁构成的，四液调和，则身体健康；认为医师所应医治的，不仅是病而是病人；主张在治疗时应注意病人的个性特征、环境因素和生活方式对疾病的影响；在用药治病的同时，并注意配合卫生、饮食等疗法。其所以如此，是同希腊当时的科学文化、哲学理论等与我国在这几方面的情况近似之故。医学与其他学科的关系，该是何等的密切！

5. 中医学是不断向上向前发展的

《内经》是春秋战国时期孕育出来的医籍，曾在防病治病、推动中医学向前发展方面起过巨大的作用，而且现在仍起着一定的作用。但它受当时历史条件的限制，必然会有不足和谬误之处，即使是其中正确的部分，而时迁事异，必然要变化、提高，才能生生不已，免遭淘汰。蔡九峰《洪范·皇极内篇》说："前天地之终，其后天地之始乎！"意即事物发展到一定阶段，必然要毁灭，并由新事物取而代之。请看：《内经》只载了13个药方，明朝朱橚编的《普济方》就载了药方6万多个；《内经》13方只载了药物28味（酒、稻米、豕膏、马膏计在数内）明朝李时珍编的《本草纲目》就载药1892种，清代赵学敏编《本草纲目拾遗》又增添了716种，合前共为2608种；最近江苏新医学院编的《中药大辞典》载药多达5767种；《内经》只记了"舌焦""舌本烂""舌卷""舌干""舌强""舌萎""舌黄"等舌象的变化，东汉张仲景撰的《伤寒杂病论》除了记载舌青等舌质变化外，还记载了"舌黄""白胎""舌上苔滑"等多种舌苔的变化，而近代曹炳章编的《察舌指南》对舌象就列了彩图222幅，墨图6幅；东汉张仲景著的《伤寒论》在论述六经病症及治法时较《素问·热论》所论详实得多，清代温病学派对热病的病因、病机、诊断、治疗等各方面又增添了新颖的一页。在基础理论方面后世也有很大的提高和很多的改革。以往的中医就是这样无休止地向上向前发展的，今后必将以快得多的速度、高得多的水平向前驰进。这是历史发展的必然趋势。

《伤寒》求真

一、《伤寒论》琐谈

1. 释"太阳之为病"

《伤寒论》六经辨证的首条（阳明病篇列在第二条）都有"之为病"三字，而"太阳之为病"又居各"之为病"之首，故历代不少注家都对它作了解释，其余五经的"之为病"也就可以举一反三了。

历代注家对"太阳之为病"的解释颇不一致：如王朴庄《伤寒论注》说："太阳之为病，寒水之气先病也。"《医宗金鉴》说："太阳之为病，谓太阳膀胱经之所为病也。"《冉注伤寒论》说："之为二字，语气由上摄下，直贯到恶寒止。"他们是从不同角度来对"太阳之为病"进行阐释的，都有道理。但如果从语法角度来进行分析，其含义就更为明确些。其关键问题在"之"字上。如果我们从"太阳之为病"五字中抽掉"之"字，变成"太阳为病"，则是一个主谓宾俱全的独立句子了。现就太阳病首条（也是《伤寒论》的第一条）条文进行语法分析：太阳为病，意即太阳经患病。太阳，是名词作主语；为，是动词作谓语，含有"患"的意思；病，是名词作宾语。如果加上"之"字，就变成大于词小于句子的"词组"了。"词组"不能表达完整的意思，所以不能独立存在，必须与其他词组结合，才能独立成句。句子的基本要求是要有主语和谓语，主谓语之间，加"之"字失去了独立性，变为词组后，通常用作句子的主语。故"太阳之为病"条的结构为：

太阳之为病　　脉浮　　头项强痛　　　而恶寒
主谓词组　　主谓词组　　主谓词组　　动宾词组
　↓　　　　　　　　　　　　　　　　
作主语　　　　　　　作谓语
　　　　　　主谓句

　　足见"太阳之为病"并无深义，只是取消"太阳为病"的独立性，以利引起下文说明该经的主要脉证罢了。其余阳明、少阳、太阴、少阴、厥阴五经的"之为病"条的语法分析，与此完全一样。

　　"之为"二字联用，其语法功能也有两种。如《孟子·告子上·奕秋》就出现过两处"之为"二字，前一处与后一处的语法功能完全不同：前一处"今夫奕之为数，小数也"的"之为"，是取消句子的独立性；后一处"惟奕秋之为听"的"之为"和"惟"联用是宾语提前的标志，意即"惟听奕秋"。二者应随上下文义严格加以区别。

2.《伤寒论》的插笔（夹注）

　　在古今的文章中常运用"插笔"以说明与上下文似无关而实相关的事物。这种方法，既节省笔墨，又说明问题，是一种叙事兼注释的形式。如《战国策·齐策·邹忌讽齐王纳谏》中，邹忌与其妻妾的一段对话中就有两句"插笔"。其文说邹忌"朝服衣冠、窥镜，谓其妻曰：'我孰与城北徐公美？'其妻曰：'君美甚，徐公何能及君也！'城北徐公，齐国之美丽者也。忌不自信，而复问其妾曰：'吾孰与徐公美？'妾曰：'徐公何能及君也！'"这里的"城北徐公，齐国之美丽者也"就是用插笔的形式来解说徐公是齐国的美男子，以作"忌不自信"的基础。

　　《内经》中也可见到这种笔法。如《素问·太阴阳明论》有这样一段

巴蜀名医遗珍系列丛书

文字："足太阴者，三阴也，其脉贯胃、属脾、络嗌，故太阴为之行气于三阴。阳明者，表也，五脏六腑之海也。亦为之行气于三阳。脏腑各以其经受气于阳明，故为胃行其津液。"其中"阳明者，表也，五脏六腑之海也"是插笔，这插笔是在说明：因为胃是"五脏六腑之海"，其津液不仅输布于三阴，也理所当然地要输布于三阳，并非胃能为脾行气于三阳。有的注家就因为不从插笔方面去考虑问题而误解了《素问》原意。

《伤寒论》也有这种笔法，并曾因这种笔法引起过一些误解。现举例说明如下：

27 条："太阳病发热恶寒，热多寒少。脉微弱者，此无阳也，不可发汗。宜桂枝二越婢一汤。"其中"脉微弱者，此无阳也，不可发汗"是插笔，插上这个因果判断句，以说明桂枝二越婢一汤的禁忌证。但柯韵伯却说："观麻黄桂枝各半、麻黄一桂枝二二方，皆当汗之证。此言不可发汗，何得妄用麻黄？凡读古人书，须传言阙疑，不可文饰，况为性命所关者乎？"

41 条："伤寒，心下有水气，咳而微喘，发热不渴。服汤已渴者，此寒去欲解也。小青龙汤主之。"其中"服汤已渴者，此寒去欲解也"为插笔，插上这一段假设判断句，以说明服小青龙汤后如果出现口渴，应视为一种佳兆。但《医宗金鉴》却说："小青龙汤主之六字当在发热不渴之下，始与服汤已渴者之文义相属，岂有寒去欲解，而更服小青龙之理乎？当移之。"

46 条："太阳病，脉浮紧，无汗、发热、身疼痛，八九日不解，表证仍在，此当发其汗。服药已微除，其人发烦目瞑，剧者必衄，衄乃解。所以然者，阳气重故也。麻黄汤主之。"条文中"服药已微除……

阳气重故也"27字是插笔，插此27字以说明阳热之气较重的病人，服麻黄汤后可能出现发烦、目瞑，甚至鼻衄等症状，此为"八九日不解"的伤寒表证欲解之先兆。但张兼善却说："麻黄汤主之，不当在阳气重之下，岂有衄乃解之后而用麻黄汤之理乎？"

56条："伤寒不大便六七日，头痛有热者，与承气汤，其小便清者，知不在里，仍在表也，当须发汗。若头痛者必衄。宜桂枝汤。"柯韵伯认为："宜桂枝汤，语意当在须发汗下。"并说明这种笔法"于结句中补出，是倒叙法也"。其说良是。所谓"倒叙"是说颠倒了叙述的前后次序，虽未明确提出"若头痛者必衄"是插笔，但含义却在其中。

67条："伤寒若吐，若下后，心下逆满，气上冲胸，起则头眩，脉沉紧，发汗则动经，身为振振摇者，茯苓桂枝白术甘草汤主之。"其中"发汗则动经，身为振振摇者"是插笔。插上这一段假设复句，以说明伤寒病出现心下逆满诸症是不可妄施发汗的，只能用苓桂术甘汤去进行治疗。"身为振振摇"非已现之症，而是如果误用发汗法的推测症。但唐容川却说："若再发汗，泄其表阳，则寒气浸淫，动其经脉，身逆为振振摇，与真武汤之振振欲擗地亦同。真武汤证重，故用附子以温水；此证轻，故用桂枝以化水也。"试就"心下逆满，气上冲胸，起则头眩、脉沉紧"诸症看，已非常明显地表露出吐下伤及脾阳，水停中焦的证候。这时用"苓桂术甘汤"去进行治疗，是很恰当的。如再误汗而出现了"身为振振摇之证"，应选用真武汤一类的方药去进行治疗，"苓桂术甘汤"则有杯水车薪之嫌了。高等医药院校试用教材《伤寒论选读》说："本条读法，苓桂术甘汤主之，应接在脉沉紧后。"诚先得我心之言，但未从文法角度去加以说明。

3.《伤寒论》的互文见义和前后互补

《伤寒论》的互文见义和其他古籍一样，见于相连的上下句。前后文互补，可以是本条隔句的，也可以是此条补彼条的。

（1）互文见义

111 条："太阳中风，以火劫发汗……阳盛则欲衄，阴虚小便难。"

其中"阳盛则欲衄，阴虚小便难"是互文见义。就是说本条的"欲衄"和"小便难"都是由阳盛阴虚引起的。

（2）前后文互补

见于本条隔句的：如 109 条："太阳病不解，热结膀胱，其人如狂，血自下，下者愈。其外不解者，尚未可攻，当先解外。外解已，但少腹急结者，乃可攻之，宜桃核承气汤。"

其中"其人如狂""少腹急结"是前后文互补。在病初"其人如狂时"，亦有"少腹急结"；在"外解已，少腹急结"时，亦有"其人如狂"。两个主症，始终是联系在一起的。如不作这样理解，即可能出现两个问题：①解外后新冒出了"少腹急结"之症；②只要有"少腹急结"之症便可用桃核承气汤。

"但"字是范围副词，仅是为了排除表证而言，并不排除"其人如狂"。

见于此条补彼条的：

35 条："太阳病，头痛，发热，身疼，腰痛，骨节疼痛，恶风，无汗而喘者，麻黄汤主之。"

51 条："脉浮紧，病在表，可发汗，宜麻黄汤。"

35 条的"头痛、发热、身疼、无汗而喘"诸症以补充 51 条未述之症，51 条之脉浮紧，以补充 35 条未述之脉象，而 3 条的"脉阴阳俱紧"又可以补充 51 条之脉势。

4.《伤寒论》中反、清、若三字的词义

（1）反

《伤寒论》中见"反"字的条文达 60 条之多，有的医家曾为这个字写了专论，对学习《伤寒论》颇多裨益。但如由博返约地进行归纳，似可用两句话概括其全部含义，即：在症状方面，在当时的情况下，不应该有此症状而却出现了此症状；在治疗方面，根据当时出现的病证，不应该用此治法而却用了此治法。如 11 条："病人身大热，反欲得近衣者，热在皮肤、寒在骨髓也；身大寒，反不欲近衣者，寒在皮肤、热在骨髓也。"文中的"反"字属于前者。34 条："太阳病、桂枝证，医反下之，利遂不止。"文中的"反"字便属于后者。其余条文中"反"字的应用，均不出此范围。

（2）清

《伤寒论》中的"清"字常与大便联用，其含义有二：一是作形容词用，义为"纯净"；二是通"圊"，作名词，再活用为动词，义为"排出"。这两种含义其他古籍中亦可见到，前者如《论语·公冶长》"子曰：清矣"的"清"便是；后者如《释名·释宫室》"厕或曰清"的"清"便是。《伤寒论》91 条"伤寒，医下之，续得下利清谷不止，身疼痛者，急当救里；后身疼痛，清便自调者，急当救表……"中"下利清谷"的"清"，作形容词"纯净"用，全句意为排出（下利）未经消化的纯净之谷；"清便自调"和 23 条的"清便欲自可"以及厥阴诸条的

"必清脓血"的"清"、都活用为动词作"排出"解，"清便"即排便，"自调""自可"均含正常之意，"清脓血"即排出脓血。

此外，177条和352条方中的"清酒"，其"清"字亦含"纯净"之意。

（3）若

《伤寒论》中的"若"字大约有两种解法：一是作假设连词用，义为"如果"，二是作选择连词用，义为"或"。

作"假设"连词用的，如4条"伤寒一日，太阳受之，脉若静者为不传"的"若"，第5条"若发汗已""若被下者""若被火者"的"若"都是。

作选择连词用的，如16条"太阳病三日，已发汗，若吐、若下、若温针，仍不解者，此为坏病，桂枝不中与之也……"的"若"，58条"凡病，若发汗、若吐、若下、若亡血、亡津液，阴阳自和者，必自愈"的"若"都是。

二、从《伤寒论》看仲景对脉学的贡献

中医脉诊有悠久的历史，对中华民族和世界各国人民的医疗卫生事业，都做出了很大的贡献。《周礼·天官》有"以五气、五声、五色视其死生，两之以九窍之变，参之以九脏之动"的记载。唐·贾公彦说："脏之动，谓脉之至与不至，谓九脏在内，其病难知，但诊脉至与不至也。"可见脉诊的方法在战国时期就已流行于世了；《内经》列出21脉，对诊脉的重要性、方法和有些脉的脉象、主病等都有精当的论述；《难经》以四分之一的篇章专论脉诊，且都具体而切实用。但这些论著都未能把病脉证治联系起来进行论述，使诊断与治疗之间还被鸿沟隔着。西汉初年的淳于意精于脉法，他的老师公乘阳庆曾用《黄帝扁鹊脉书》教他，《史记·仓公传》里记载了他的医案 25 则，载脉 19 种，其中 21 案是病脉证治并论，为辨证论治的滥觞。

东汉末年张仲景先生"勤求古训，博采众方……并平脉辨证为《伤寒杂病论》合十六卷"，贯理法方药为一系，树辨证论治之典型，负承先启后之作用。现仅就《伤寒论》一书所论脉诊，论证先生对脉学的贡献。由于水平有限，所论必多疵谬，敬请同道教正。

1. 承先启后，整理提高

仲景以前的脉学著作，对脉名和各脉的概念，都未完全统一，给学习和掌握脉诊带来困难。仲景在继承前人脉学的基础上进行了一番合并、扬弃、创新等整理提高工作，为王叔和编著《脉经》奠定了良好的基础，为后世脉学的逐趋完善创造了有利的条件。《伤寒论》全书 398条，有 142 条载有脉象，共 25 脉，比《脉经》所载之脉还多一种。自此《内经》中的寒、热、陷下、钩、毛、石、坚、瘦、横、喘、搏等脉，《难经》中的复、溢、关、格、阴阳乘、离经、夺精、命绝、无魂等脉，皆不见或少见于中医书籍中了。

《脉经》中之伏、革、软、散四脉为《伤寒论》所无，《伤寒论》中之大、小、长、短、疾五脉为《脉经》所无，其余 20 脉之名称皆同。后世去《伤寒论》中之大、小两脉，加《脉经》中之伏、革、软、散四脉（改"软"为"濡"），再加《难经·四难》中之牢脉，便为现在通行的 28 脉了。至此，脉的名称、数目和各脉的体状、主病等才臻于基本统一，促进了中医诊断、治疗学的发展。

巴蜀名医遗珍系列丛书

2. 对脉学的具体应用

（1）脉症互参、同脉异治

《素问·脉要精微论》说："切脉动静而视精明，察五色观五脏有余不足，六腑强弱，形之盛衰，以此参伍，决死生之分。"《伤寒论》在这方面为我们树立了楷模，启示我们对每一个具体的病人都要从多方面搜集材料进行综合分析，脉证互参，才能做出正确的诊断，施以正确的治疗。以浮数之脉为例，有 52 条的麻黄汤证、57 条的桂汤证、72 条的五苓散证、259 条的可下证；以沉紧之脉为例，有 67 条的苓桂术甘汤证、139 条的结胸证、144 条的太阳病下之必欲呕证、267 条的小柴胡汤证；以迟脉为例，有 148 条的热入血室证、200 条的欲作谷疸证、236 条的桂枝汤证。其他还有许多条文，都有这种情况，就不一一举例了。细审以上各条全文，便可看出同脉异治的原因，是综合了现症、病程、治疗经过、误治、失治等情况，做出的诊断，定出的治疗法则。其中有脉症相者，如 139 条、200 条都是；有脉症不合者，如 67 条、267 条都是；有脉症相反者如 259 条。清代医家徐大椿对此领悟颇深，他说："盖病有与脉相合者，有与脉不相合者，兼有与脉相反者……一病可见数十脉，一脉可现数百症，变动不拘。若泥定一说，则从脉而症不合，从症而脉又不合，反令人无所适从。"（《医学源流论·脉经论》）因而他强调："学者必当先参于《内经》《难经》及仲景之说而贯通之。"待"胸有定见"之后，才去阅读后代医家的脉学。足供吾人取法。

（2）谨察病机，异症异脉同治

《素问·阴阳应象大论》说："谨守病机，各司其属。"所以有的症虽不同，其所产生的机理则同；病同而脉症皆异者，系因环境、年龄、病程、时令、身体素质等原因而致，治疗时首先应当是针对病因病机的。《伤寒论》对此给我们做出了示范。如同是宜用桂枝汤来进行治疗的太阳中风证，其脉就有 12 条的阳浮而阴弱、25 条的洪大、42 条的浮弱、57 条的浮数、236 条的迟、242 条的浮虚等六种不同的脉象；且有发热、恶风、恶寒、自汗、大汗出、鼻鸣、干呕、烦热、时发热等不同的症状。但其病因总是风寒袭表，病机总是营卫不和。其脉象虽有差异，但其总的气势"宽柔和缓"之象是贯穿在六种脉象之中的，可于各脉不同的现象中窥见其相同的本质之所在；各条的症状虽有很多差别，但其恶风、自汗之症总是见于各条的，可于不同的症状察见其相同的主症之必具。故可用同一方药去进行治疗。但如见到了与"宽柔和缓"的缓脉相反的"紧脉"和与"表虚自汗"相反的"表实无汗"证，则须禁用桂枝汤了。故 17 条有"桂枝本为解肌，若其人脉浮紧，发热汗不出者，不可与之也；常须识此，勿令误也"之戒。可见脉的虚实和各病的主症除特殊情况外，是可以正确反映病证的性质的，不同质的病症，是绝不能用相同的方药去进行治疗的。

（3）舍症从脉和舍脉从症

"舍症从脉"，是说不管其症如何，都应以脉象为依据来判断和治疗现证；"舍脉从症"，是说不管其脉如何，都应以症状为依据来判断和治疗现证。即 16 条"观其脉证，知犯何逆，随证治之"之意。"观"的过程就是"舍"和"从"的过程，只有经过这一过程的去伪存真，才能做出正确的诊断（知犯何逆），也才能做出相应的治疗（随证治之）。

舍症从脉：如 27 条"太阳病，发热恶寒，热多寒少"是表寒里热之证，应用桂枝二越婢一汤发汗清里，但如"脉微弱者"，即是"无阳"

之征，便"不可发汗"。发汗伤阳，是犯"虚虚之戒"，其后果是不堪设想的。这与286条"少阴病，微脉，不可发汗，亡阳故也"之文，遥相呼应。可知此处的舍，是舍其证之缓；此处的从，是从其脉之急。此时不治其表，可无大的问题；如治其表，必然危及生命。如治其里（如温阳益气之法），不仅可使虚阳得复，而且有时可因阳复而表自解；如不解，再以法治之。38条、48条、60条、285条均有相同、相似的论述。李士材说："世有问证而忽脉者，得非仲景之罪人乎？"（见《医宗必读·从脉不从证》）是深有得于仲景者之言！

舍脉从症：如25条、26条均系服桂枝汤后脉见洪大，但前条仅见大汗出，而后条兼见大烦渴不解。前条为风寒表证仍在，仍宜桂枝汤调和营卫，营卫和则脉证自平；后条为风寒化热入里，改用白虎加人参汤大清阳明经热，辅以益气生津，热去津生则诸症自已。二者之治，均舍脉之洪大，而从症之有无烦渴。脉洪大而烦渴，知阳明经热是真；脉洪大而不烦渴，知阳明经热未具。可知此处之舍，是舍其假象；此处之从，是从其本质。又253条有"得病二三日，脉弱，无太阳柴胡证，烦躁，心下硬，至四五日，虽能食，以小承气汤少少与微和之，令小安，至六日，与承气汤一升"之文，而脉之现状为"弱"，是不宜用下法的，但根据病程、症状和能食等情况来看，又可用下法；在比较有把握的情况下，仍须防止事故的发生，故又在服小承气汤时，小心翼翼地提示"少少与微和之"。如此，即使病人体弱，不能接受下法，也不会发生大的不良反应，造成严重后果。可谓考虑周到，立身于不败之地也。李士材说："世有切脉而不问证，其失可胜言哉！"（见《医宗必读·从证不从脉》）亦是从仲景之学悟出的精确论断！

（4）以脉为主，推断后果

《伤寒论》以脉为主推断后果的条文，据初步统计有18条之多。如120条火逆证欲自解，则见脉浮；327条"厥阴中风，脉微浮为欲愈"；364条厥阴病"下利……脉微数者，为欲自止，虽发热，不死"。这些判断虽然是以脉为主，但不是以脉为唯一根据的。120条系表证宜汗，因用火灸误治，邪无从出，深入下焦，致腰以下重而痹，今见脉浮，知正气来复，有鼓邪外出趋势，故知欲自解。327条、364条都是根据病程在"厥阴"这一特定阶段来进行认识的。厥阴为三阴之尽，厥热进退，可预示病之吉凶，从阴转阳则生，厥不还则死。浮、数均为阳脉，示病势之由阴转阳；沉、涩均为阴脉，示邪之深固难解。离开了厥阴病这一特定的病程阶段，就很难或不可能据上述之脉做出上述的各种判断了。274条太阴中风欲愈，脉见"阳微阴涩而长"；290条少阴中风欲愈，脉见"阳微阴浮"，浮、长均为阳脉，阴病见阳脉，为正气来复、邪气衰退之象，故知欲愈。

脉症相反，预后多属不良。故《素问·平人气象论》有"风热而脉静，泄而脱血脉实，病在中脉虚，病在外脉涩坚者，皆难治"；《难经·十七难》有"病若大腹而泄者，脉当微细而涩，反紧大而滑者，死也"之文；《史记·仓公传》有"意治病人，必先切其脉乃治之。败逆者不可治，其顺者乃治之"之述。而仲景师承前哲，应用前人的理论指导临床实践，如368条云："伤寒下利，日十余行，脉反实者死。"便是一例。之后，各家承仲景之学，更有发挥。如徐大椿《医学源流论·诊脉决死生论》所说的："……又其次则辨病脉之从违，病之与脉各有宜与不宜，如脱血之后，脉宜静细而反洪大，则气亦外脱矣；寒热之疾，脉宜

巴蜀名医遗珍系列丛书

洪数而反细弱，则真元将陷矣。"陈修园言简意赅的论脉诗句："外感阴来非吉兆，内虚阳现实堪悲。"都是精辟之论。

（5）重视三部九候，尤其重视尺脉

"三部九候"，《素问》有此篇名，但它是把人体分成上、中、下三部，每部又分天、地、人三候，是一种诊察全身动脉的方法，与《难经·十八难》所说的三部九候有异。《难经》之三部系指寸口之寸、关、尺三部；九候，系指寸、关、尺之浮、中、沉。后世宗之，仲景亦不例外。但寸口寸、关、尺三部及各部候何脏之变化，则源出于《素问·脉要精微论》，此篇三部分配的脏腑是：左寸心、膻中，关肝、膈，尺肾、腹中；右寸肺、胸中，关胃、脾，尺肾、腹中。其中五脏分配之部位与后世之分配完全相同，余则稍异。仲景在《伤寒杂病论》自序有"握手不及足，人迎、趺阳三部不参"之贬斥，我意此为遇上疑难病例时必须三部合参，以资"视死别生"之论，而绝大多数情况仍是根据《难经》"独取寸口"之法进行脉诊的，故《伤寒论》述趺阳脉仅249条、361条凡二见，《金匮要略》于第5、10、11、13、14、15、17等篇述趺阳脉者亦仅十一见（其中11篇所述与《伤寒论》249条相同）。《伤寒论》中描述部和候的脉象的条文共18条，多与病机相符。如6条述风温之脉为"阴阳俱浮"，是因热邪充斥内外；12条述太阳中风之脉为"阳浮阴弱"，是因风寒袭表，营虚于里；102条伤寒腹中急痛之脉为"阳涩阴弦"，因气血虚而兼郁滞；171条胸有寒痰之脉为"寸脉微浮"，因病邪在上。此皆由《素问·三部九候论》"独小者病，独大者病，独疾者病，独迟者病，独热者病，独寒者病，独陷下者病"之精神发展而来。至于病证的全面判断，仍是根据四诊合参而来，并非单凭脉象。

尺脉是诊察肾的情况的，肾为先天之本，至为重要。《难经·八难》说："诸十二经脉者，皆系于生气之原，所谓生气之原者，谓十二经之根本也，谓肾间动气也……故气者，人之根本也，根绝则枝叶枯矣。寸口脉平而死者，生气独绝于内也。"故仲景十分重视尺部脉的变化，如49条脉见"尺中微"判定是"里虚"不可发汗；50条伤寒身疼痛，脉见"尺中迟"，判定是"营气不足，血少故也"，亦不可发汗；356条脉见"下部脉不至"，言病"为难治"；362条脉见"寸浮数，尺涩"，判定为"必清脓血"。太阳中风见阴脉涩而长，少阴中风见阴脉浮，皆为欲愈之征（两条所说的"阴脉"，细审前后文意，知其皆指尺脉）。《难经》及仲景重诊尺脉的思想给后世的脉诊以很大的启示。如《脉经》把两手"尺部"叫做"神门"，专在此部诊审肾的变化；《医宗必读》对诊尺脉的重要性阐述尤为清楚，说："《难经》曰'上部无脉，下部有脉，虽困无能为害'。夫脉之有尺，犹树之有根，枝叶虽枯槁，根本将自生。盖两尺属肾水，水为天乙之元，人之元神在焉，故为根本之脉，而称神门也。若无此二脉，根本败绝，决无生理。"这一理论对治疗疾病，诊断病情，都有很大的价值。

3. 结语

（1）张仲景先生把《内经》《难经》等古典医籍的理论和临床实践更具体地结合起来，树立了辨证论治的典范，推动了中医学的发展。本文仅就《伤寒论》对脉学的贡献进行论述，既非仲景对发扬中医学的全部功绩，又非仲景对脉学的全部成就。

（2）仲景以前论脉的著作，就现存者看，对脉的名称、概念、主病等，都还未能完全统一，仲景在继承前人脉学成就的基础上加以整理提高，为脉学的逐趋完善提供了条件。

（3）仲景在应用脉学于临床方面，有脉症互参、舍脉从症、舍症从脉、三部九候、重视尺脉等内容，既有高度的原则性，又在原则指导下广泛的灵活性。

三、读《伤寒论》应想到舌象

《伤寒论》是一部既有医学理论，又有丰富临床经验的著作，故为学习中医者的必修之课。

读了此书，使我们在辨识外感和内伤疾病的证候、确定治法和处方等方面，都有很大的教益。但该书的不足之处，就是很少运用舌诊。这对有些证候的判断，带来很大的困难。如：

71条："……若脉浮，小便不利，微热消渴者，五苓散主之。"

226条："……若脉浮，发热，渴欲饮水，小便不利者，猪苓汤主之。"

两条所列的症状完全相同，而所选之方，一为健脾化气利水的五苓散，一为育阴清热利水的猪苓汤。除了根据脉象、特别是根据舌象区别其寒热，确定其处方外，再没有其他的依据可寻了。又如：

43条："太阳病下之，微喘者，表未解故也，桂枝加厚朴杏子汤主之。"

167条："下后，不可更行桂枝汤，若汗出而喘，无大热者，可与麻黄杏仁甘草石膏汤。"

两条的病因和主症，都是因误下而致"喘"，伴随的症状都有发热、自汗（167条中虽未明言这两个症状，但这两个症状是桂枝汤证所必具的），而所用之方，一为辛温，一为辛寒，其主要根据仍然是舌象而已。类似以上的情况还很多，这里就不一一细举了。

温病学家对于舌诊则是十分重视的，并常常用它来判别证候，确定处方。如叶天士《外感温热篇》说："脘在腹上，其地位处于中，按之痛，或自痛，或痞胀，当用苦泄，以其入腹近也。必验之于舌：或黄或浊，可与小陷胸汤或泻心汤，随证治之；或白不燥，或黄白相兼，或灰白不渴，慎不可乱投苦泄。"吴鞠通《温病条辨》上焦篇第30条说："脉虚，夜寐不安，烦渴舌赤，时有谵语，目常开不闭，或喜闭不开，暑入手厥阴也。手厥阴暑温，清营汤主之；舌白滑者，不可与也。"症脉相同而舌象不同，其判断的证候和治法就因之而异，望舌之重要，于此可以概见。

《伤寒论》条文对于症和脉的叙述多用详于此而略于彼的手法，常须前后互参，才能见其全貌。至于舌质舌苔如何，应当把所列的证、脉、方结合一起来推断，特别是要从所列的方药去进行推断。当汉末之时，舌诊之法尚未完备，这是历史的必然，我们不能苛求前人。但时至今日，舌诊已成为独特的、有规律可循的一项诊法，就应该把它广泛地应用到诊断外感、内伤各种病证上来。《伤寒论》的有关条文应补充舌象，才能正确地判断病证，也才能正确地应用所列之方。当然，我们不能在条文中去增加舌象，只能在读到有关条文时心知其舌象或在注释有关条文时补充其舌象就行了。这样，既保存了《伤寒论》的原貌，又丰富了《伤寒论》的内容，且可扩大《伤寒论》方剂的应用范围，使它更好地为人民服务。

巴蜀名医遗珍系列丛书

四、对《伤寒论》"厥阴病"的看法

1. 厥阴病的本质

厥阴病是伤寒病也是温病的最后阶段，是足厥阴肝的病理反应。病机以阴阳气血衰微为主，偶兼邪气内伏；症状以厥为主，发热、下利为次，余症可伴随存在。

辨邪正盛衰，是各种辨证的主要内容。由太阳到少阳，是邪正双方由盛到衰的过程；由太阴到厥阴，是正气由虚衰到衰竭的过程。单就三阴病而论，太阴为脾胃阳虚，故以吐利腹满为主症；少阴以肾阳虚为多见，故以手足厥冷、自利、脉微为主症。如出现肾阴虚而虚火亢者，则可出现咽痛、虚烦不眠诸症。厥阴病总因木失敷荣，疏泄失职而致。阳虚则成寒厥、寒利，阴虚或邪热深伏则成热厥、热利，既阳虚而又邪热未解，则成寒热错杂之厥、利。从《伤寒论》厥阴篇所论诸症来看，似不涉及手厥阴心包的病变，虽 373 条有"谵语"一症，但细观全文，此条"谵语"其病变中心在肠，心及心包仅受部分株连而已，似难以此判定《伤寒论》的厥阴病包括了手足两厥阴的病变。

三阴病的病情轻重，可从它们的临床症状上表现出来。以吐利、腹满言，三阴皆可见到。但少阴有干呕、温温欲吐、自利、下利清水、下利清谷、便脓血、腹胀不大便等症，较太阴仅见吐利、腹满为重；厥阴除可具少阴诸症外，更有哕、吐蛔、吐涎沫、唾脓血、便血、热利下重、胸胁烦满、小腹满按之痛、内拘急、腹濡，较少阴诸症为重之症。少阴仅见手足厥冷、烦躁，而厥阴则可见肤冷，躁无暂安时。少阴之寒证、热证，其临床症状是泾渭分明的；厥阴之寒热有时是交互出现的，无论辨证和治疗都比少阴的纯寒纯热证为困难。三阴病的病情轻重，还可以从选方用药上反映出来。少阴无用当归之例，而厥阴的乌梅丸、当归四逆汤、麻黄升麻汤皆用当归。当归四逆汤用大枣至二十五枚之多，麻黄升麻汤用玉竹、天冬之养阴增液，皆不见于少阴方中，而独见于厥阴方中。

三阴病都以虚为主因，故其出现的症状每可相同，尤其是厥、少两阴以乙癸同源的关系更是如此。只是厥阴的病情比少阴更为严重罢了。但三阴病不必都是循经传来，总以"有是症则为是病"为准的。

少阴病既然较厥阴为轻，那么少阴病为什么会列有死证七条，与厥阴病所列的死证条数相等呢？根据《素问》"平人气象论"和"诊要经终论"的精神，五脏或十二经气绝皆能引起死亡。而少阴病已是伤寒病的后期阶段，是很容易出现气绝的，加上肾为先天之本，肾阴、肾阳任何一方面衰竭，都可危及生命，故少阴病的死证亦多。

2. 厥阴病提纲

任应秋老师早年在重庆市中医进修学校执教时，在所编的《伤寒论语译》中就对把少阳、厥阴两篇的"之为病"条作提纲提出了异议，认为此二条可于少阳、厥阴病中出现，但不能作为两病的提纲。这完全符合临床事实。因为"口苦、咽干、目眩"既非少阳病所独有，又非少阳病所必有，如以"往来寒热，胸胁苦满"为提纲，倒很确切。蛔厥为患伤寒厥阴病者偶见之证，而未患伤寒病者倒可时见蛔厥。如果需要与厥阴病另立提纲的话，338条的"伤寒脉微而厥，至七八日肤冷，其人躁无暂安时者此为脏厥，非蛔厥也"，庶几近之。

3. 关于厥、热、下利

《伤寒论》的作者由于受历史条件的限制不可能把六经证治都阐述得很完备。即以肝肾的衰竭而言，其所列证治都以阳虚为详，阴虚为略，后经温病学家的补充，才使肝肾衰竭的证治达到比较完善的地步。

《伤寒论》厥阴篇的厥证，除水厥、痰厥非厥阴本病引为鉴别外，余证则为厥阴病过程中所出现的厥证。厥阴病的厥证有寒、热和寒热错杂三种。虽"厥者必发热，前热者后必厥，厥深者热亦深，厥微者热亦微"一条，有"厥应下之"之句，足证此条是专指热厥而言的，但却不能因此而排斥寒厥和寒热错杂厥的存在，因为本条决不能代表厥阴病中的所有厥证，所能代表的恐怕要推337条。其文曰："凡厥者，阴阳气不相顺接，便为厥。厥者，手足逆冷是也。"既云"凡"，就不是单指某一种厥证罢了；既云"阴阳气不相顺接"，也更说明不是单指某一种厥证了。湖北中医学院1979年主编的《伤寒论选读》对本条的解释是："厥不是一个单独的疾病，而是在许多疾病过程中出现的一个证候，其原因虽多，但不论什么原因导致的厥证，总不外阴阳之气失去了相对平衡，不能相互贯通的结果。"据此，则知寒厥、热厥都可由肝脏受邪后自行产生，不会全由另一属性转化而来。任何一脏的病，因其自身的特性不同，阴、阳的出现也会有偏多、偏少之异，在一定条件下由一性属的厥转化为另一性属的厥是完全可能的，但似不能据此而便认为厥阴病中的寒厥都由热厥转化而来。

无论何种厥证，都属危重之候。但就《伤寒论》治厥诸方来看，寒厥比热厥、寒热错杂厥更为重笃。寒厥则用四逆、通脉四逆、当归四逆、灸法等温补之方急补其阳；热厥则犹可用白虎、承气（厥应下之）以清下；寒热错杂之厥则用麻黄升麻汤清温并用，攻补兼施。当然，此时对热厥进行清下，对寒热错杂之厥兼用攻散，系取"无粮之师，贵在速战"之意，所以必须十分谨慎，并要中病即止，不可孟浪施为。

任何一脏的疾病都可有阴阳两类，肝脏何能例外？厥阴病中的寒，多是肝肾阳虚所生之内寒，少见外邪内伏厥阴之寒，故治疗以温补为主；厥阴病中的热则有多种情况，如阴虚内热（此证《伤寒论》论述不详，可参见《温病条辨》下焦篇13条、14条）、阴盛格阳、热邪内伏、阴或阳已虚而又兼伏邪热等皆能出现热象，故其治疗则有养阴、温阳、清利之别，还可根据证候，数法同用。细审厥阴篇诸条自明。

厥和热的存在，则有三种情况，即：但厥无热，但热无厥，厥热同时存在。如"前热者后必厥"（335条）、"厥五日，热亦五日"（336条）、"伤寒发热四日，厥反三日，复热四日"（341条）等都分明是说热时不厥，厥时不热。其他还有一些条文如白头翁汤证则为单热无厥，白虎汤证则为单厥无热等，就不一一详举了。339条的"热少厥微"、344条的"伤寒发热，下利厥逆"、345条的"伤寒发热，下利至甚，厥不止者死"、353条的"大汗出，热不去，内拘急，四肢疼，下利厥逆而恶寒者，四逆汤主之"等都是厥、热同时存在之证。如前所述，这些"厥"不一定都是寒证，"热"不一定就是热证，必须根据全身症状，参合舌、脉，才能定出寒热属性。

厥阴的下利，也和厥证一样，当分寒、热和寒热错杂三种，亦不全由另一属性转化而来。如353条的四逆汤证则属寒利，370条的白头翁汤证则属热利，356条的麻黄升麻汤证则属寒热错杂利，都是十分明显的。

五、论栀子豉汤的功效

栀子豉汤见于仲景先生的《伤寒论》，主治伤寒"发汗吐下后，虚烦不得眠，若剧者，必反复颠倒，心中懊憹"，以及伤寒汗吐下后出现烦热而"胸中窒""心中结痛""心下濡"等症。若认证无误，用之确有良效。

历来注家对栀子豉汤的解释大致不越两种：一种认为是涌吐剂，一种认为是清热宣透剂。这两种解释的分歧之点是在对"豆豉"（或称香豉，淡豆豉）的功效问题上。前者认为豆豉是催吐药，如柯韵伯说："豆形象肾，制而为豉，轻浮上行，能使心腹之邪上出于口，一吐而胸腹得舒"；后者认为豆豉是升散药，如湖北中医学院主编的《伤寒论》说："豆豉升散，宣散胸中郁结。"两种解释虽然各是其是，但他们的共同看法还是有的，即"祛邪以解烦"，只不过祛邪的方法各说不同而已。这种"祛邪以解烦"之说，有一点很难说通，就是既言"虚烦"，何以要用催吐剂或宣散剂来重虚其虚？于是有"正气暴虚，非久病之正气真虚""阳明之虚与太阳之虚不同"等说法，但这些说法近似高谈"白马非马"，大有捉襟见肘之嫌。如云"暴虚非虚"，则桂枝新加汤即不应加人参了；如云"阳明虚与太阳之虚不同"，则白虎加人参汤又当作何解释？

我认为栀子豉汤既不能催吐，又不能宣泄。它的功效与黄连阿胶汤相同，即都能清热养阴，交通心肾。所不同者，仅栀子豉汤的养阴之力较黄连阿胶汤小而已。要弄清这个问题，必先弄清豆豉的功效。历代医家多认为豆豉是发散风热或涌吐膈热的药物，已如上述。虽《别录》称其能治"虚劳喘吸"、《药性论》称其"熬末能止盗汗，除烦"、《会约医镜》称其"治骨蒸"，但未引起医界的重视。而前两种说法已相沿成习，特别是"发散风热"之说牢固地占着统治地位。

个人认为豆豉甘凉，功能滋肾宁心，开胃消食。虽其滋阴之力不及地黄、麦冬，但无麦、地呆滞碍胃之副作用。用于内热尚盛，阴未大虚者与栀子配合应用，颇为合拍；外热尚盛，微见阴虚者，与葱白、银翘等配合应用，亦甚相宜。其根据是：

（1）根据现代报道：豆豉含多量脂肪、蛋白质及酶等。似此，则本品不仅能滋养，且能助消化，故《千金方》谓："栀子豉汤能治少年房多短气"，便是针对能治阴虚内热之证而言的。

（2）仲景《伤寒论》用栀子豉汤凡数见，但皆于汗、吐、下及差后劳复出现的虚实并见之证时用之。如豆豉果为发散风热之药，则不应用于兼有里虚之证；果为催吐之药，尤不应用于兼有里虚之证，何况《伤寒论》第78条明言具有栀子豉汤证而又兼呕者加生姜和胃止呕，其非催吐之剂甚明。

葱豉汤之用葱白、豆豉，原为养阴解表之意，如九味羌活汤之用生地、桂枝汤之用白芍，皆无帮助主药发汗之功，反具制约主药发散太过之力。用相反相成配方者，在古今方剂中比比皆是，不独葱豉汤为然。民间常用单味姜葱发汗解表、而无用单味豆豉发汗解表之剂，似可说明豆豉无发汗之功。

（3）制豆豉者，虽有麻黄、苏叶煎汤浸泡大豆后，再于蒸熟、发酵一法，但经此一蒸一酵，其着于大豆表面的发散物质，已经消失殆尽，不再具发表之力了。

（4）危亦林《世医得效方》载用本品一撮（量在30g以上）煎汤服可治血尿，如系发散、涌吐之药，岂能用如此大量？又岂能不汗、不吐而奏止血之效？其所以能止血者，当是增水能敌火之故。

（5）我曾以栀子豉汤加味治疗脏躁、失眠等慢性虚弱病之属于虚热型者，每获良效。此类病证岂为暴虚？用药岂宜催吐、宣散？

（6）余曾知一人于1960年夏天到蓬溪县城买中药，因腹饥，无力将所买中药运回距城30余里的医院，就在药材公司买了500g豆豉，再到茶馆买了开水将豆豉全部吃下。结果，愉快地完成了任务，催吐、发汗之药能如此否？

六、对"茯苓四逆汤证"病机的认识

《伤寒论》69条述茯苓四逆汤证治云："发汗，若下之，病仍不解，烦躁者，茯苓四逆汤主之。"茯苓四逆汤的组成为："茯苓四两，人参一两，附子一枚（生用、去皮、破八片），甘草二两（炙），干姜一两半。上五味，以水五升，煮取三升，去滓，温服七合，日二服"。

本条虽仅标出"烦躁"一症，但以方测证当有脉微欲绝，四肢厥冷，或心悸气喘，或下利肿满等症。再就其病史言，条文明言"烦躁"系由发汗或攻下而致，可知本病始于外感。外感一经发汗或攻下即现阳虚欲脱之证，可知为治疗有误或患者素禀阳虚，故用茯苓四逆汤治疗。

历代医家对本条的主症——"烦躁"的病机，认识颇不一致，归纳起来约有以下两种：

其一，认为"阴阳俱虚"，邪独不解，故生"烦躁"。并谓用四逆汤以补阳，用参芩以益阴。自金·成无己倡此说后，同意者甚众。如柯琴的《伤寒来苏集》、陈修园的《长沙方歌括》、南京中医学院主编的《伤寒论译释》、湖北中医学院主编的《新编伤寒论》等皆持此说。

其二，认为"表里两虚，阴盛格阳""当以四逆汤壮阳胜阴，更加茯苓以抑阴，佐人参以扶正气"。如《医宗金鉴》、王朴庄《伤寒论注》等皆持此说。

上面的解释令人难以满意之处有三：

（1）对"发汗，若下之"的解释，多认为是先汗后下，致使"阴阳两虚"。如成无己《注解伤寒论》解释为"发汗外虚阳气，下之内虚阴气"。其实本条及《伤寒论》许多条文的"若"字均作"或"解。日人山田氏认为成无己的解释有错，他说："……此则或汗或下犯其一者也，观'若'字可见矣。成无己以汗下两犯解之，非也。"

（2）"阴盛格阳"固然可以出现"烦躁"，但治疗就应取通脉四逆汤，以回阳救逆，而不应当用温阳利水之茯苓四逆汤。

（3）"阴阳两虚"虽然亦可出现"烦躁"，则治疗只宜四逆汤加人参、白芍以扶阳益阴，无取茯苓之利水渗湿。

因此，我认为本条主症的病机应为"肾阳虚衰，水饮凌心"。其理由是：

（1）本方用四逆加人参以回阳救脱，再加茯苓以利水宁心，阳回水利，则烦躁自安、厥逆自解。故徐灵胎在《伤寒约编》里，曾对本条的主症有这样的解释："少阴伤寒，阳虚挟水气不化，故内扰而烦，欲脱而躁，厥冷脉细，危斯剧矣。"

（2）方以茯苓四逆命名，且以茯苓冠首而量重者，自有深意也。《伤寒论》中用茯苓者有十五方。其中以茯苓冠首且以之为主命名者四方（即茯苓桂枝白术甘草汤、茯苓甘草汤、茯苓桂枝甘草大枣汤、茯苓四逆汤）；以茯苓为助而名方者有六方；根据证情加减而用茯苓者五方。仲景用茯苓皆作利水之用，无一方用作滋阴者。因此，为了解释"阴阳两虚"而把茯苓释为"益阴"，洵有"削足适履"之嫌耳。

七、为什么说小柴胡汤是和解剂的代表——兼述其临床应用

1. 什么是和解剂

疾病出现的证候，不外表、里、寒、热、虚、实。表证宜汗，里证或补或攻；寒证宜温，热证宜清；虚证宜补，实证直泻，这些都是共知的一般法则。但是病证的出现，有表里齐病的，有寒热错杂的，有虚实并见的。除急则治标外，一般治则是表里齐病，法当双解；寒热错杂，清温并施；虚实兼见，补泻并用。凡此双解、并施、并用之方，都属和解之剂。和者，用两个以上的矛盾治法去解决疾病的多重矛盾现象，遣药力避偏颇、峻烈之谓也。

2. 小柴胡汤是和解剂的代表

小柴胡汤适用于表里同病、寒热错杂、虚实并见、阴阳不相顺接之证。方中柴胡、黄芩、生姜、半夏是祛邪的，属于抑强之药；人参、甘草、大枣是扶正的，属于扶弱之味；姜、半祛寒，柴、芩清热；柴、姜去表邪，芩、半去内邪；柴、参、草、枣升清阳，黄芩、姜、半降浊

阴。药仅七味，各尽其妙。如此，则表里之邪得解，寒热之邪可祛，虚实之证可除，阴阳之逆可调。半夏泻心汤适用于寒热虚实之里证而不似小柴胡汤兼解表；蒿芩清胆汤适用于表里湿热之实证而不似小柴胡汤兼补虚；桂枝汤适用于表里虚实寒证而不似小柴胡汤兼清热。故小柴胡汤是诸和解剂的代表。少阳病是表里、寒热、虚实、阴阳同时兼见的证候，故小柴胡汤是少阳病的主方。

少阳病是集表里、寒热、虚实、阴阳于一人之身的病证，而每个证候的出现，常因人、因时而有程度之差，所以小柴胡汤的因证加减达七项之多，与桂枝汤的加减并列《伤寒论》一百十三方之首。主用小柴胡汤的条文共十九条之多，应用的范围涉及太阳、阳明、少阳、厥阴四经和差后发热，与桂枝汤的主用条文亦并居《伤寒论》诸方之首。

3. 临床应用

小柴胡汤的临床应用，除《伤寒论》所列各条外，《金匮要略》把它用来治疗呕而发热和产后郁冒，《伤寒论六书》用小柴胡汤加生地、升麻治疗春温时行，可见，小柴胡汤对伤寒、温病、内科杂病都有其适应之证。历代医家在此启示下，开辟了广阔的治疗天地，使一些难治之病服之霍然而愈。

（1）肺系疾患。陈修园用本方治疗支饮咳嗽，意使"上焦得通，津液得下，胃气因和"，生痰之源因此而绝。故他在《医学实在易》中写道："胸中支饮咳源头，方外奇方勿漫求。更有小柴加减法，通调津液治悠悠。"日本矢数道明博士在《汉方辨证治疗学》中说小柴胡汤"为感冒及流感合并支气管炎与肺炎时常用之要方"，古今中外医家的临床见解颇为接近。笔者受此启示，用小柴胡汤加枳壳、黄精、百部治疗久咳不愈，虚实并见之证，每获良效。

（2）定时发作的病证。岳美中治一季姓 10 岁女孩，每天上午午时，晚上子时左右即出现闭目哆口，四肢软瘫，过一时许即醒如常人之证。岳氏认为子时是一阳初生，午时是一阴初生的时候，此病发于阴阳交替之时，应是阴阳失调之证，书小柴胡汤与服，二剂霍然（见《岳美中医话·续谈辨证论治》）。《古今医案按》载："一已婚妇女，胸胁小腹作痛，谵语如狂，寅、卯、辰三时稍轻；午后及夜痛剧咬人，昼夜不眠，饮食不进。究其故，原有痰火与头痛、牙痛之疾，只因经行三日后头痛寒热，晨有少量鼻血，又常自悲自哭，小便直下不固，喉哽吞药不下；脉左弦数，右关洪滑。此热入血室也。以小柴胡汤加桃仁、丹皮而谵语减，次日以安蛔汤与服，痛止食进。"我受上述启示，对定时于夜半发生哮喘的病人，投小柴胡汤加蝉蜕、紫草常有显效。

（3）胸膜炎。《新医学》1977 年第 2 期载熊东明、白世泽文：患者，男，36 岁。形寒发热三天，咳嗽气促，左肋牵痛，胸闷欲吐。检查：体温 40℃，X 线胸透证实左下背侧渗出性胸膜炎。以小柴胡汤加葶苈子 6g，服药两剂，热退净，咳逆、胸肋痛大减。

（4）胰腺炎。本病的病位在少阳之经，笔者据经论治，以小柴胡汤去大枣、半夏，加枳壳、板蓝根、天花粉，一般服三至五剂即愈。

（5）预防肝硬化恶性变。《中国卫生信息报》载日本山本教授用中药小柴胡汤治疗肝硬化患者，对其预防 LC 恶变为 HGG 的效果进行研究和观察。患者服用小柴胡浸膏剂 1.5 克 / 日，用药半年后，治疗组中癌变率仅 1.7%（2/117 例），而对照组高达 6.9%（8/116 例），有显著差异，显示了良好的预防效果（见该报 1988 年 1 月 6 日版）。

4. 结语

中医治病，主要在于补虚泻实，畅达气机，以调动病人自身的抗病能力，战胜邪气；或调整人体阴阳的过与不及，达到以平为期，所以和解之剂在临床上适应范围很宽，应用颇多，受到历代医家的重视。文中所举治例，仅一斑之豹而已。

八、读《金匮要略》"咳嗽上气证治"

"咳嗽上气"是临床常见的疾病。其中一部分属慢性，常反复发作，难于根治。虽在两千年前的《内经》中即有论述，但有论无方，难以指导临床实践。迨《金匮要略·肺痿肺痈咳嗽上气病脉证并治》出，才创立了较为完备的诊疗内容。现将学习该篇"咳嗽上气"有关内容的一得之愚简陈于下。

1. 释名

"咳嗽上气"中的"咳嗽"一词，概念明了，古今同义。唯"上气"二字，诸家解释不一。有解释为"肺气上逆"的，如《中医大词典·基础分册》等；有认为"上气就是指喘息而言"的，如广州中医学院编的《内科讲义》等。这两种解释虽都足以"言之成理"，但尚不能令人完全惬意。"肺气上逆"是一个病理名词，而《金匮》本篇是以病名为题的，如以病理来跻身于肺痿、肺痈、咳嗽等病名标题中，则显得不伦不类。精思如仲景，恐难出此疏漏。

"上气就是喘息"就更难说通了，不仅《金匮》本篇有"上气喘而躁""咳而上气，烦躁而喘"之句把上气与喘并列，就是《内经》也认为上气和喘是概念不同的两个名词。如《素问·痹论》在论述心痹时，有"暴上气而喘"把上气作为喘的状语的句子。可知上气和喘是不能等同而加以互训的。

那么，上气究竟应作何解释呢？笔者认为"上气"是一个症状，《金匮》本篇是把它作为一个病名来处理的。上气的"上"应作"盛"解，如《淮南子·时则》"坚致为上"的"上"便是。上气即盛气、多气，后世方书称为"呼吸气粗"。《素问·调经论》云："气有余，则喘咳上气；不足，则息利少气。"这里把"上"与"少"列为对立之文，足知"上"是"少"的反面，即盛与多也。喘的病机是肺气上逆，喘的症状为气粗气急。肺气上逆不能一概形成喘证，单纯的气粗亦不能与喘等同。如吴鞠通《温病条辨》桑菊饮方下有"气粗似喘"之句，便可以说明。气粗必须与气急结合起来，"喘"才能成立，也才能去掉"似"字。故《说文解字》谓："喘，疾息也。"疾，含急迫之意；疾息，即急迫之呼吸。然而，气粗为喘之渐，喘为气粗之极，二者为同一性质之症，只是程度不同而已。故在治疗上有些方药亦可通用。

2. 治疗诸法

该篇根据咳嗽上气表现的不同证候，创立了七法七方以适应临床需要，充分体现了仲景辨证论治的精神。

七法七方不仅可以直接应用于临床，而且可以示人以规矩，根据病情药情另立新方。现将七法七方浅析于下。

（1）化痰平喘

痰是病之本，喘是病之标；不化痰则喘难平，不平喘则痰可新增。化痰平喘实为标本兼治之法，亦为本病的最佳治则，故可贯穿于七法七方中，即后世所创新方，亦未越出雷池一步。

本法根据痰喘二者的轻重列出二方。喘甚痰稀则法主平喘化痰，方用射干麻黄汤；喘甚痰稠则法主逐痰平喘，方用皂荚丸。前者可兼见表证，后者则无。前者为清稀之痰，其量颇多，阻塞气道，故可闻水鸡之声；后者为浓稠之痰，其量相对为少，故仅见"但坐不得眠"。当然，"但坐不得眠"一症，亦可见于"射干麻黄汤"条，此互文见义之笔，古医经随处可见。

（2）化痰平喘，兼解表邪

射干麻黄汤以寒饮郁肺，症见"喉中水鸡声"为其遣方指征，无论有无表证均可用之；厚朴麻黄汤以风寒袭肺，症见"咳而脉浮"为其遣方着眼，必具恶寒发热等症而后用之。这是应用两方的主要区别。"咳而脉浮"，实为"咳而上气脉浮"，不言"上气"，盖承前省也。脉浮示病在表，余症可推，不待烦言。厚朴麻黄汤与射干麻黄汤的应对病机是不尽同的，前者为寒饮郁热，故在温化寒饮方中，兼用清热润燥之石膏、小麦；后者为寒饮特甚，故在温化寒饮方中重用辛散化饮之生姜、细辛。前者的喘促不显，故臣麻黄以杏仁、厚朴；后者的喘促已甚，故臣麻黄以射干、紫菀。辨证明审，用药精当。

（3）化痰平喘，兼益脾肺

本法的处方为泽漆汤。条文曰："脉沉者，泽漆汤主之。"此亦承前省之笔，意为"咳而上气，脉沉者，泽漆汤主之。"脉沉，病在里。以

巴蜀名医遗珍系列丛书

方测证，知为寒饮郁热，更兼脾肺气虚。泽漆汤寒温并用，补泻兼施。寒以清郁热，温以化寒饮；补脾以绝生痰之源，补肺以复肃降之职。着意调和，无顾此失彼、捉襟见肘之嫌。

（4）养阴益气，化痰降逆

素患慢性疾病，此际气阴两虚，咳嗽上气不甚，当以养阴益气为主，化痰平喘为辅。条文曰："火逆上气，咽喉不利，止逆下气者，麦门冬汤主之。"火逆因火致病的意思。《伤寒论》16条"观其脉证，知犯何逆"的"逆"就是指病因和病位。前人谓"暑伤气津"，因暑是阳热之邪故也。火为热之极，其伤气津之力较暑更甚。但当火灼气津到了一定程度之后，就会出现火邪微弱、气津大伤的邪少虚多之证。这和下焦温病中的定风、复脉两证的情况略同。治疗以扶正为急。

（5）化痰平喘，兼清肺热

条文曰："咳而上气，此为肺胀。其人喘，目如脱状，脉浮大者，越婢加半夏汤主之。"本条先述肺胀的主症，次述如患者出现喘、目如脱状、脉浮大的治法。喘而目如脱状，说明病势急重，治不可缓；脉浮大，展示病为新感，邪在肺卫，用越婢加半夏汤，允为对症。但有两个问题值得注意：一是病重药轻，恐难顿挫其势，应加葶苈子之类以泻肺；二是喘至目如脱状，其人的正气却已大伤，属本虚标实之证。越婢加半夏汤为祛邪平喘之剂，应中病即止，不宜过服，并于病情缓解之后续进补益肺肾之方，以善其后。

（6）温化寒饮，平喘清肺

条文曰："肺胀，咳而上气，烦躁而喘，脉浮者，心下有水，小青龙加石膏汤主之。"本条是寒邪犯肺，使通调水道的功能失职，导致心下有水，水聚郁热，故见烦躁；病由风寒袭肺而致，故见脉浮。用小青龙汤温化寒饮，加石膏清热除烦，则心下水饮可除，伴见诸症可解。

（7）峻攻痰浊，上气自平

篇中第 11 条言肺痈症见"喘不得卧"，15 条言肺痈症见"咳逆上气，喘鸣迫塞"皆用葶苈大枣泻肺汤峻攻痰浊，以平上气或喘咳。其实，即非肺痈，如因痰浊壅肺而致上气或喘，用葶苈大枣泻肺汤亦属正治，观《金匮》"痰饮咳嗽"篇第 26 条有"支饮不得息，葶苈大枣泻肺汤主之"之文可资说明。余临证以来，用葶苈大枣泻肺汤治上气喘咳几乎纯为痰饮病，极少用于肺痈。

本方虽曰"峻攻痰浊"，然亦未越"化痰平喘"之雷池，只是仅较峻猛罢了。本方的组方用意，颇似皂荚丸之攻而兼补。但葶苈峻泻，功在逐饮下行；皂荚辛开，功在导饮上出。葶苈用大枣，微制其峻；皂荚用枣蜜，力制其猛，此二方同中有异之处也。

3. 组方思路

治此思彼，欲致中和，为其组方思路，亦为组方特点。如射干麻黄汤在数味疏散药中用一味五味子之收；在数味祛邪药中用一味大枣之补。皂荚辛温性烈，却用蜜枣以缓之；葶苈苦寒泻肺，则用大枣甘温益气；泽漆毒泄，则佐人参以补之。厚朴麻黄汤之用小麦，麦门冬汤之用半夏，小青龙汤之加石膏，除了照顾兼夹病因外，大都含有治此思彼，欲致中和之意。此外，祛邪不忘扶正和祛邪为了复正的思想隐显于每首方剂之中，也是我们应当取法的。

巴蜀名医遗珍系列丛书

4. 两味少用的药

泽漆、小麦二药，现代药店不备，人们习以草药视之。泽漆一药，《神农本草经》即有记载，谓其功效主治为："味苦微寒，主皮肤热，大腹水气，四肢浮肿。"作清热利水药用。黄元御《长沙药解》谓："泽漆苦寒之性，长于泄水，故能治痰饮阻络之咳。"道出了仲景用泽漆之本旨。笔者在治疗肺结核、颈淋巴结核和百日咳时，在辨证施治的处方中加入泽漆，每获良效。鲜品效果尤佳。成人用量在 30g 至 40g 之间。鲜品有白色乳汁，刺激性较强，着肤即起疱，慎不可入目。小麦，《名医别录》称其味甘寒，能"除烦热，止燥渴、咽干，利小便"。《金匮要略》用小麦凡二方，厚朴麻黄汤用之以平喘止咳，甘麦大枣汤用之以养心安神。虽治疗的病种不同，但取其甘能缓急，润能滋燥则一。唐《新修本草》谓"小麦汤用，不许皮坼，云坼则温，明面不能清热止烦也。"故小麦入汤必须浑用，不可磨粉或打碎入药。

5. 临证一得

（1）咳嗽急性发作时，应本"急则治标"原则，以大剂葶苈大枣泻肺汤合芍药甘草汤加味顿挫其势。方用：

葶苈 30g，大枣 30g，黄芩 30g，枳实 15g，白芍 30g，甘草 15g。以水 1000mL，煎取 600mL，分 3 次温服，1 日 1 剂。兼外感者，加紫苏 15g、生姜 15g（均后下煎沸 3 分钟）。

（2）急性症状消失，应本"缓则治本"原则，辨其肺肾阴阳孰虚，分别治之。

肺肾阳虚，方用：

制附片 10g，肉桂 6g，山药 30g，补骨脂 12g，枸杞 15g，小茴香 10g，党参 30g，黄精 30g。煎服 1～2 月，2 日 1 剂。

肺肾阴虚，方用：

女贞子 30g，知母 12g，木蝴蝶 10g，山药 30g，楮实子 30g，白芍 15g，甘草 6g，枳壳 12g。煎服 2～3 月，2 日 1 剂。

此病如反复发作，须戒烟酒，慎房事，并于每晚睡前艾灸气海、神阙各 3 分钟，常年不辍，直至终老，可以强身抗病，制其发作或发展。

（3）急性发作时，如备药不及，急以清凉油擦天突、膻中、肺俞（双），每可缓解。

（4）如定时发于夜间，可用小柴胡汤加射干、枳壳等味，常有良效。

九、对《金匮要略》中几个问题的商讨

1. 阴阳毒处方之争

原文：阳毒之为病，面赤斑斑如锦文，咽喉痛，唾脓血。五日可治，七日不可治。升麻鳖甲汤主之。

阴毒之为病，面目青，身痛如被杖，咽喉痛。五日可治，七日不可治。升麻鳖甲汤去雄黄、蜀椒主之。

升麻鳖甲汤方：

升麻二两，当归一两，蜀椒（炒去汗）一两，甘草二两，鳖甲手指大一片（炙），雄黄半两（研）。

上六味以水四升，煮取一升。老小再服，取汗。

阳毒用雄黄、蜀椒，阴毒反去之，引起了历代许多注家的争议：《医宗金鉴》谓为"传写之误"，《金匮要略浅述》谓"蜀椒辛温刺激，恐非所宜，医者慎之"；但也有不少医家认为加减正确，坚信不疑，如尤怡、陈修园等。

问题的焦点在于对"阴阳"两字的解释。疑者把阴阳理解为"寒热"；不疑者把阴阳理解为"内外"。但均存在难以说通的问题：按寒热解，雄黄、蜀椒热证用之、寒证去之，以仲景之明审，似不可能；按内外解，将雄黄、蜀椒列为表散之药，也觉欠妥。笔者认为此处的阴阳应作"虚实"解。因患者的身体素质、病程长短、年龄大小有所不同故出现的症状亦异。阳毒为正盛邪盛的证候，由于正邪双方酣战未已，故面赤唾脓，一派实热之象，治疗重在祛邪，雄黄、蜀椒在所不避，观其方后有"取汗"之嘱，便是明证；阴毒为邪减正虚的证候，由于正气不足，故面目俱青，一派气虚血郁之象，治疗必须邪正兼顾，无取雄黄、蜀椒之辛温燥烈。

阴阳毒的病机都是湿热秽浊之邪深入营血，阳毒正邪俱盛，故宜导邪出表，取"体若燔炭，汗出而散"之意；阴毒邪减正虚，用药不宜偏执，须防病转厥脱。

病因为湿热。湿邪宜燥，故取雄黄、蜀椒；热邪宜清，故取升麻、鳖甲；当归鳖甲引经，升麻透热转气，导邪外出。药虽六味，各尽其妙。但此仅发斑的证治之一，且患者的舌脉、溲便必有湿热之象可寻，故不能以此概余。如属温热深入营血而致之发斑，则又非本方所宜，当于温病学中求之。这和痄腮、麻疹、天花等病一样，都有寒热虚实各证，只是有常见和少见之别而已。对少见的证型，常易使人忽视或遗忘，别树一帜，却能补偏救弊，不可忽视，更不能以一格为绳。本篇所列阴阳毒之证虽属少见，但却可视为填补空白之文。

2. 几个词解

（1）以饮食消息止之（疟病篇第 1 条）

消，减少；息，增长。当增则增，当减则减，即是调和。如《易·系词》："天地盈虚，与时消息。"以饮食消息止之，即用饮食调和来使病愈。

（2）其脉如平（疟病篇第 4 条）

平，齐等也。《易·乾》："云行雨施，天下平也。"其脉如平，是说温疟的脉象与本节疟病第 1 条所述的一样，是弦数脉。

（3）胞系了戾（妇人杂病第 18 条）

胞系，膀胱相联系的部分。了，全；戾，违反。了戾，完全违反正常生理活动之意。全句的意思是：胞系完全失去"津液藏焉，气化则能出矣"的正常生理功能。

3. 两条条文因插笔致歧

（1）妇人娠妊篇第 2 条条文："妇人宿有癥病，经断未及三月，而得漏下不止，胎动在脐上者，为癥痼害。妊娠六月动者，前三月经水利时，胎也；下血者，后断三月，衃也。所以血不止者，其癥不去故也，当下其癥，桂枝茯苓丸主之。"

本条因插笔之故，注家有说是宿有癥病，今怀孕的；有谓癥孕对勘之文，以作比较的。后者虽言已中鹄，但未言道理。现分述如下：

①本条文之意序是：妇人宿有癥病，经断未及三月，而得漏下不止，胎动在脐上者，为癥痼害。所以下血不止者，其癥不去故也，当下其癥，桂枝茯苓丸主之。这说明：病名是"癥痼"，下血的原因是"其癥不去"，治法方药是"当下其癥，桂枝茯苓丸主之。"

②本条的插笔是："妊娠六月动者，前三月经水利时，胎也；下血者，后断三月，衃也。"这是妊娠与癥病的鉴别，其意如下。

前三月 {
前三月月经正常
胎动在脐下，且无下血不止。
}

癥 {
月经原不正常，今停经三月。
胎动在脐上，且下血不止。
}

（2）妇人产后病篇第2条条文："产妇郁冒，其脉微弱，呕不能食，大便反坚，但头汗出。所以然者，血虚而厥，厥而必冒。""冒家欲解，必大汗出。以血虚下厥，孤阳上出，故头汗出。所以产妇喜汗出者，亡阴血虚，阳气独盛，故当汗出，阴阳乃复。大便坚，呕不能食，小柴胡汤主之。"

本条由于有插笔夹叙，初读起来，大有往复徘徊之感，令人难解其意。现按行文思路，列为三段，则义明旨显。

第一段："产妇郁冒，其脉微弱，不能食，大便反坚，但头汗出。所以然者，血虚而厥，厥而必冒。以血虚下厥，孤阳上出，故头汗出。"

本段阐述了两个问题：①产妇郁冒与大便坚合并的脉象和主症；②郁冒和但头汗出的原因。

第二段："冒家欲解必大汗出。所以产妇（郁冒）喜汗出者，亡阴血虚，阳气独盛，故当汗出，阴阳乃复。"

本段说明产妇郁冒欲解，必一身汗出（大汗）的机理。

第三段："大便坚，呕不能食，小柴胡汤主之。"

本段说明产妇用小柴胡汤的适应证。其指导思想可能是《伤寒论》中"上焦得通、津液得下，胃气因和"的病理机转。

插笔亦称插叙，目的在于解释某一问题。《伤寒》《金匮》中有不少条文均有插笔的行文形式，如果我们不究这种形式随文衍义，难免误解经文，失其奥旨。但我们读仲景书只应作行文的思路上去领会，不必从文字上去调换，庶免割断历史，移古作今之嫌。

十、甘草粉蜜汤中的"粉"

甘草粉蜜汤出自《金匮要略·趺蹶手指臂肿转筋阴狐疝蛔虫病脉证治》篇。其文云："蛔虫之为病，令人吐涎，心痛发作有时，毒药不止，甘草粉蜜汤主之。"其方由甘草二两、粉一两、蜜四两组成。上三味以水三升，先煮甘草，取二升，去滓，内粉、蜜，搅令和，煎如薄粥，服一升，差即止。

方中的"粉"，有认为是铅粉的，有认为是米粉的。持铅粉论者谓该方甘补、毒杀并用，其立方用意是欲对蛔虫诱而杀之；把条文中"毒药不止"的"毒药"解释为辛热苦寒类祛邪之药，并引《周礼·天官》"医师……掌医之政令，聚毒药以共医事"为证。个人认为该方于蛔虫未大骚动时用铅粉与草、蜜同煎意在诱而杀之固无不可，近贤曹颖甫先生曾有验证（见《经方实验录》）。但本条方中所用之粉，应是米粉无疑。这是因为：

（1）《神农本草经》称铅粉为粉锡，列入玉石下品。《本经》与《金匮》的问世时间前后相距不远，仲景方中所用其他药名均与《本经》同，何能将粉锡一药另立"粉"名？

（2）周秦之际，多把祛邪的药称为毒药，但在仲景当时措词比较谨严，书中称一般辛燥苦寒之药为毒药者未见。况条文明言"蛔虫之为病"，蛔虫非具有毒性的杀虫药不能驱除，故尤在泾认为"所服毒药系雷丸、锡粉之类"，当是事实。其用毒药剿之不克，当然要改弦易辙用甘平之药抚之了。本方既为安蛔而设，当然于蛔安之后勿服，故曰"差即止"。在可杀可驱之际，仍须再用毒药驱杀。我曾治3例蛔虫病患者，均系自服苦楝皮煎液而腹痛增剧，呕吐不止，肢厥心烦，即投甘草粉蜜汤（粉用米粉）安之，经日遂安，即止服药，米粥自养。后嘱转西医治疗，服西药驱虫药后各下虫10余条而愈。

十一、由泽漆汤想到草药

《金匮要略》的《肺痈肺痿咳嗽上气》篇载有一个名叫泽漆汤的方剂，用治咳嗽、脉沉之症。其方清用黄芩、泽漆，温用桂枝、生姜，补用人参、甘草，化痰降气用白前、紫菀、半夏，药仅九味，而清、温、补、泻俱备。《金匮要略》于泽漆汤条行文甚简，仅言："脉沉者，泽漆汤主之。"观上条有"咳而脉浮者，厚朴麻黄汤主之"的叙述，显而易见，泽漆汤条是承前省略了"咳而"两字的。言"脉沉"，以示无表证存在，以方测证，本条的"咳嗽"当是肺虚痰壅所致。治主调和，故把清、温、补、泻汇于一方之中。

方中的泽漆，《神农本草经》仅用来治疗"皮肤热，大腹水气，四肢面目浮肿"。仲景用它来治疗咳嗽上气，使该药在应用上开创了新的途径。可惜，唐宋时期则株守《本经》治"水气"之说，很少有人用它来治疗肺系疾病；元明以来的方书，无论治疗咳嗽或水肿，大都弃而不用了。时至今日，虽然中医院校的《中药学》教材收载了泽漆，但多数的药店无此药出售，医家、病家又多见而不识，教材及其他中药书籍对它介绍虽详，仍不过是一纸空文而已。

泽漆为大戟科二年或一年生草本，四川各地豆麦田里及田坎路边均盛产，全国大部分地区亦产。四川北部农村，称之为五朵云、断肠草。断面有白色浆汁流出，随即变黑，泽漆之名，可能由此而来。皮肤误触其鲜浆，可发生红肿灼痛；如鲜浆误入眼内，还可导致失明。乡人推测其草误服可断肠，于是有"断肠草"之名。除农民养兔采之以作饲料外，一般不敢列为药用，并以毒草目之。

30 余年来，作者常以仲景泽漆汤去桂枝、半夏、人参、加百部、青蒿、黄精，治疗肺痨咳嗽，并常以该方去桂枝、人参，加黄精、百部、葶苈子治疗百日咳，效果都很满意。又自拟"消瘰汤"治疗瘰疬（颈淋巴结核），无论已溃未溃，效果均佳。处方为：鲜泽漆 40g，土茯苓、黄精、夏枯草各 30g，连翘、山楂各 15g，枳壳 12g，炙甘草 3g。瘰疬已溃，加黄芪 30g、首乌 15g；水蛊（结核性腹膜炎）初服不用黄芪、首乌，加玉米须、车前草各 30g。均煎服至病愈。

作者用泽漆于临床，都是用鲜品煎服，成人用量在 30～40g 之间，从未发生过毒性反应。可知本品虽然有毒，但通过煎煮，毒性已微，是可以在一定的剂量内放心应用的。

所谓"草药"，就是不由药店出售的中药。这些在野的中药，古籍早有记载。如天名精、景天、蜀羊泉、积雪草、爵床、腐婢等，也和泽漆一样，《神农本草经》里已有记载，而今却很少有人应用它们了，即使有少数人在应用，也认为它们不配称"中药"而以"草药"名之。《本草纲目》和《本草纲目拾遗》两书，共载药2608种，其疗效卓著，俯拾即得，而却以野草闲花视之者，又何可胜计？时至振兴中医而许多中药又颇为缺乏的今天，急应把这些多年被遗忘的"草药"充分利用起来，为人类健康造福。

十二、竹叶汤证古今谈

阴阳、表里、寒热、虚实八证，是辨识各种证候的纲领，故有"八纲"之称。这八个证候在具体的病人身上至少有两种是同时出现的，而八证都同时出现在一个人身上的情况则是较为少见的。《金匮要略·妇人产后篇》的"产后中风，发热，面正赤，喘而头痛，竹叶汤主之"条所述之症，则是阴阳表里寒热虚实八证都患到一个人身上了，病情较为复杂。

本条的症状虽然未提及有汗无汗，但肯定是有汗的。因产后营卫俱虚，一般都容易出汗，这在本篇第一条便有说明，如"新产血虚，多汗出，喜中风，故令病痉"和"所以产妇喜汗出者，亡阴血虚，阳气独盛……"另一方面，条文明言"产后中风"，中风岂能无汗？无汗的表证，是不能称为"中风"的。这在前条和《伤寒论》中已有论述，故仲景在本条的症状叙述中，把"自汗"一词省略了。

本条的病机是血虚导致气虚，气虚导致卫阳不固，卫阳不固导致中风，中风则汗出益多；汗出多则阴虚，阴虚则阳无所附而浮越于上，阳浮于上与风寒相合则为喘、为热，为下焦阳虚。这一连锁病机，合为阴阳气血俱虚，外感风寒之证。但治疗切忌面面俱到，其主治目标只应针对在表的风寒和在里的阳虚，故制方以表散风寒、温阳益气为主法。因为此时关系到安危的症状是"出汗"，而阳虚和中风又都是导致出汗的根源。本病阴阳气血俱虚的原因，固然由于产后血虚演变而来，但出汗则使诸虚加重，如汗久出不止，则诸虚与时俱进，终致变证蜂起，不可收拾。治疗应使汗不续出为唯一要着。欲使汗不续出，必须消除致汗的两个因素——阳虚于下，风寒袭表。竹叶汤用桂枝汤加减以祛在表之风寒，用人参、附子以温阳益气。表解阳复，则汗自止，汗止则阴阳气血皆无重伤之患，病可调理而愈。

仲景对于复杂的病证，善于抓住主症进行集中治疗，他症则可因势孤而易消失。这种治法是《内经》"必伏其所主，而先其所因"在临床上的具体应用，值得我们取法！

由于患病的对象是新产之妇，对其"亡阴血虚"的一面是不可忽视的。纯用辛温，则有灼筋致痉的可能，故佐竹叶一味，一以监制辛温之太过，一以兼治阴虚而致之烦热。因其身兼二任，其性能又与方中其余诸药毫无共同之处，故以之名方。

作者在临证时，曾屡遇此证，尤以暑月为多。而暑月罹此证者，乍诊颇似白虎汤证，大烦大渴，大热大汗，靡不赅备。但察其舌脉则与白虎证迥异，即：舌质淡大或红而不鲜，苔白津多，与白虎证的舌红苔燥有别；脉虽浮大而数，但重按即散，与白虎证的洪大滑数相异。方后言"温覆使汗出"，旨在使在表之风寒随汗而解，这种"使汗出"的目的是为了使之不出汗，义与桂枝汤同。但这仅是针对汗少的患者说的，如汗大出者，当宗陈修园"去葛根加天花粉"之说予以加减，更不必"温覆

巴蜀名医遗珍系列丛书

使汗出"了。作者常按此治疗，收效均甚良好。

十三、腹痛不宜纯止痛

《金匮要略》的《腹满寒疝宿食》篇共有条文 26 条，方 14 首。其中"寒疝"一病的主症是发作性腹痛，一般病程较长。

许慎的《说文解字》对"疝"的解释是："疝，腹痛也。"仲景与许慎是同一朝代仅出生稍后的人，词义一般尚无变迁，故寒疝就是寒性腹痛。如就本篇叙述的寒疝症状看，也支持这一理解。当然，《内经》里的"瘕疝""狐疝"和《金匮》第十九篇中的"阴狐疝"的"疝"字，则又当别论了。

痛症以"寒"为多，则是《内经》的观点，也符合临床事实。《素问》一书就多次把"寒"与"痛"作为因果关系来进行论述的。如《痹论》的"寒气胜者为痛痹"，《举痛论》的"寒气入经而稽迟，泣而不行……故卒然而痛"，《长刺节论》的"病名曰疝，得之寒"，都是明证。仲景师承《内经》之意，结合自己的临床实践，提出了"寒疝"这一病名。腹痛一症，虽然还有因热与他邪配合而致的，而《金匮》既以寒疝定名，故未述及热痛。

暴痛多实，久痛多虚。寒疝属于久痛，故以虚证为多。但在临床上，寒疝的虚证则常是以虚实并见之证出现的。这种"实"是由"虚"而产生的邪气，并非外邪所侵，故其本属虚，其标属实。血虚和阴虚，都可以使经脉失养，脉道空虚，挛急而痛；气虚和阳虚，都可使气机不利，酿成六郁，不通而痛。可见痛是因邪而致，邪是因虚而生；痛的直接原因是邪，间接原因是虚，即使见症完全属于实证，也是因虚而致邪气太甚，以实掩虚之故。李士材说的"至虚有盛候"，多系指此而言。

　　既然腹痛的直接原因是邪（实），故治疗一般不宜单纯补虚。纯补而欲正旺以胜邪，则王道迂缓，难济其急，久痛不止，可以变生他病；另外，邪气未除，纯补常不能扶其正，而反助其邪，使病情增剧。二者的结果都是弄巧成拙。所以，仲景的大建中汤、当归生姜羊肉汤都是以补为主，兼施攻散的。而对实邪壅盛，虚证不明显者，则专施攻散，使邪去正安。仲景的大黄附子汤、赤丸、大乌头煎等，都是从这一目的出发的。但是这些方剂都是从"急则治标"立法，只能暂时服用，一待病情缓解，即应改弦更张，投以调补，使受病脏腑的功能恢复其常，各循其职，才能巩固疗效。

　　仲景治疗寒疝，有攻散里寒、祛散表里之寒、补血和祛寒、建中和祛寒、温下寒结、涤饮合祛寒六法。因其总的病因为寒，故六法皆不离温。但寒有在表在里之分，故有解表、温里之不同；有兼血虚、虫动、传导失职、痰饮内停之别，故有补血、安虫、攻下、逐痰之合用。前述六种治法虽然还不够详备，但就此可以看出引起腹痛的原因是比较多的。要想治好腹痛，就必须消除致痛之因，才能根绝其患。如腹痛单纯施以玄胡索、乌药等止痛药，可有两种后果：一是痛不止而反剧；一是痛虽止而常复发。仲景立诸法以治寒疝，可以启发我们去复习"治病必求其本"，做到腹痛不宜纯止痛。

十四、湿病证治纵横谈

　　《金匮要略·痉湿暍病》篇论述湿病的条文有十条，分类为湿痹、湿家、风湿三种，载方六首。

本篇的湿痹，是以湿邪偏盛的风寒湿三气侵袭人体，久而转为内湿为主的一种痹证，主症为关节疼痛而烦，小便不利，大便反快；本篇的湿家，为素有湿病之人，主症为身体疼痛，面黄，容易触冒外邪而发热；本篇的风湿，为风寒湿三气初侵人体，主症为一身剧痛，发热，恶风寒。

从上可知，本篇的湿痹，是慢性湿病，病情较缓，故治疗仅述原则（但当利其小便），未列方药。本篇的湿家，多为慢性湿病复感外邪，急性发作，故治宜解表以治新感，燥湿以治旧病，方如麻黄加术汤。如兼头痛鼻塞者，可辅以清热解毒之药纳入鼻中。临床事实证明，不少湿家，平素都患有鼻腔或咽部红肿之症，如遇外感，湿病和鼻咽疾患都可因之加重。本篇的风湿，为风寒湿三气杂至的急性痹证，故根据不同的病情列出力专效宏的方剂五首，以济其急。吴鞠通氏说的"治外感如将，治内伤如相"，在本篇的"湿病"治疗中，就已为我们树立了典范。

在湿病的治疗方面，本篇提出了三大禁忌，即忌妄施攻下，忌在急性发作期以火攻之，忌大发汗。这三大禁忌，至今仍是治疗湿病必须遵守的原则。

湿，即湿润，与干燥相反。其性重浊黏滞，发而为病，缠绵难愈。湿在外，常留关节，症见固着痹痛；湿在内，多伤脾胃，症见腹泻而脘痞。脾主湿，故无论内湿和外湿都与脾有关。

根据湿邪的性质和湿病的特点，治疗湿病的一般原则应是"喜灵活，恶呆滞"六字。

所谓"灵活"，就是用淡渗之药以利湿，用芳香之药以化湿，用苦降之药以燥湿。

此外，利肺气和调胃气两法，也是治疗湿病"喜灵活"的内容。因为气行则湿行，气滞湿也滞，所以治湿不忘调气。仲景的麻杏薏甘汤，除具有解表散寒的作用外，还开创了利肺气以治湿之先河。后世三仁汤中之杏仁，甘露消毒丹中之射干、贝母，义皆本此。治疗湿病诸方中选用的藿香、白蔻仁等芳香药物，除取它们具有化湿之功外，还取它们兼能行气和胃，助脾运化水湿。

所谓"呆滞"，就是用柔润之药以增湿，用甘壅之药以滞湿。湿盛而阴虚亦甚者，也须在药物的选择上注意浓淡，药物的配合上注意比例，予以兼顾。

水湿的运化，系于脾的健运。脾失健运，则留湿为患。脾失健运的原因可有两种：一是湿盛困脾，一是脾虚不运。前者治宜除湿，后者治宜健脾，湿盛而脾虚甚者，治当兼顾。而湿除之后，又常以补脾之药巩固疗效。故湿病关系到脾，治疗湿病始终不离于脾。《素问·至真要大论》说："诸湿肿满，皆属于脾。"就是这个道理。然而，湿盛和脾虚，都可由肝木侮土或火不生土而致，故除湿、健脾与疏肝、温肾又常在一张处方中复用。

湿邪的微盛和兼寒热，常可从舌诊中反映出来，即：舌苔多见滑腻；以舌苔的厚薄来区别湿邪的微盛，以舌质的淡赤来区别湿的兼寒兼热。通过治疗以后，也常以辨舌来推测湿邪之进退。故辨舌在湿病的诊断中占有很重要的地位，尤其在判定湿邪的微盛方面显得更为突出。

巴蜀名医遗珍系列丛书

温病探蕴

一、《温病条辨》中的辩证法思想初探

《温病条辨》(以下简称《条辨》)是清代温病学家吴鞠通所著,流传至今。已有一百八十余年。其方其法,施之于用,每获良效,因而医林视为典籍,为业医者必读之书。究其原因,除了吴氏刻苦攻书,重视临床实践,有渊博理论知识和丰富临床经验以外,更重要的是吴氏治学的指导思想正确,即能把朴素的辩证法思想用来指导医学的各个方面,使他获得了高深的造诣,并卓然成家。现就这一问题提出如下讨论。

1. 继承前人经验,别开新的蹊径

吴氏对张仲景、叶天士两位医家是十分崇敬的。如在《条辨》自序中云:"张长沙悲宗族之死,作《玉函经》,为后世医家之祖。"在银翘散方论中云:"此叶氏之法,所以迥出诸家也。"不仅在理论上对张、叶两位医家给予了很高的评价,而且对其方论多有引用。据初步统计,《条辨》一书载方206个,计取自《伤寒论》和《金匮要略》的共32个,取自《临证指南医案》的共56个,共约占《条辨》药方之半。但他在对张、叶二氏十分崇敬的同时,并不机械地亦步亦趋。相反,能明确指出其不足,而加以适当地补充、修正和提高。如在银翘散方论下有这样一段话:"温病最善伤阴,用药又复伤阴,岂非为贼立帜乎?此古来用'伤寒'法治温病之大错也。"持论虽然有点偏激,但如纯以"伤寒"法来治疗温病,显然是不完全切合的。在下焦篇51条云:"饮家阴吹,脉弦而迟,不得固执《金匮》法,当反用之,桔半桂苓枳姜汤主之。"补

充了张氏治阴吹之未逮。在凡例第三条中对叶氏作出了较为全面而正确的评价："惟叶天士持论平和，立法精细，然叶氏吴人，所治多南方证，又立论甚简，但有医案，散见于杂证之中，人多忽之而不深究。"对叶氏的优点作了充分肯定，而不足之处也实事求是地予以指出。

在对待我国第一部完整而系统的医学理论典籍——《内经》的态度上也持相同态度。如《原病篇》第8、第9条引《内经》所述的死证，吴氏则从两方面来认识。一方面认为此种危证致死的可能性很大，肯定了《内经》的判断不错；另一方面又认为如果病人正气尚旺或医生用药得法，其中一部分病人还是可以治愈的。他以特称、假言和或然等逻辑判断形式来阐述他的看法。如云"间有可生者""而真气未至溃败者，犹有治法""此证犹可大剂急急救阴，亦有活者"。这说明吴氏是采取一分为二的思想方法来分析它、认识它的，不为经典之言所囿。对晋唐以来的各家学说也持这种态度，如他在自叙中云："因有志采辑历代名贤著述，去其驳杂，取其精微，间附己意，以及考验，合成一书，名曰《温病条辨》。"这是吴氏批判地继承前人经验，结合自己心得著成《条辨》一书的最好说明。同时，吴氏对自己的学术成就，也是持"一分为二"态度的。如在《凡例》第6条中说："是书之出，实出于不得已。因世人医温病者，毫无尺度，人之死于温病者，不可胜记。无论先达后学，有能择其弊窦，补其未备，瑭将感之如师资之恩。"这段话实不同于一般谦词。

宋代的政治家、文学家王安石曾说："读经而已，则不足以知经。"吴氏读古人书就具有这种精神，而这种精神却是历代有成就的医家所共有，是中医的好传统，也是推动中医向前发展的动力。

2.透过疾病现象，洞察疾病本质

不同的疾病，可出现相同的症状（现象），只有求出它们各自的原因（本质），用不同的方药去解决，才能取得疗效。否则，不惟无效，并常导致病情加剧。如上焦篇第 11 条注文对"面黑"的分析谓："血从上溢，而脉至七八至，面色反黑，火极而似水，反兼胜己之化也。"上焦篇第 17 条注文对"厥"的分析谓："厥者，尽也。阴阳极造其偏，皆能致厥。伤寒之厥，足厥阴病也；温热之厥，手厥阴病也……再热厥之中又有三等：有邪在络居多，而阳明证少者，则以芳香，本条所云是也；有邪搏阳明，阳明大实，上冲心包，神迷肢厥，甚至通体皆厥，当从下法，本论载入中焦篇；有以邪杀阴亏而厥者，则从育阴潜阳法，本论载入下焦篇。"上焦篇 22 条对"发热恶寒"的分析谓："水火极不同性，各造其偏之极，反相同也。故经谓水极而似火也，火极而似水也……伤暑之发热恶寒虽与伤寒相似，其所以然之故，实不同也。"他这里说明了两个问题：一是阴阳在一定条件下可以相互转化，但这种转化仅是现象的转化，本质仍没有变，其治疗原则不会因之而变；二是某些症状可以在不同的疾病过程中出现，形似而实非，必须究其"所以然"，方不致误。即使是"所以然"相同的病症，也会同中有异的，如同是"热厥"，亦有不同的病位、病势，施治原则也就因之而有异。可见"治病必求其本"，透过现象，抓住本质，是关键所在。

3.正气为生命之本，治病必须扶正

正气，泛指人身的气、血、精、津液等物质，以及这些物质所产生的功能而言。这些物质为人命所悬，是生命的根本。《灵枢·本脏》篇说："人之气血精神者，所以奉生而周于性命者也。"《素问·金匮真言论》说："夫精者，身之本也。"疾病的侵袭过程，就是对"本"之一部或全部的贼害过程。治疗的方法虽多，总不外祛邪和扶正两种，而这两种治疗方法的最终目的，还是为了维护正气在体内保持一定度量，维持人的生命活动。吴氏在《原病篇》第 8 条的注文中说："若留得一分正气，便有一分生机，只在留之得法耳。"就是对正气重要性的说明。另一方面他指出维护（留）正气必须及早并有正确之法。如云："以阴精亏损之人，真气败散之象已见，而邪热不退未有不乘其空虚而入者，故曰热在骨髓，死不治也；其有阴衰阳盛，而真气未至溃败者，犹有治法。"《原病篇》第 18 条下注云："病温之人，精血虚甚，无阴以胜温热，故死。"他认为正气的存亡，关系到病人的吉凶，药物只能救治正气尚未溃散之疾。而对疾病及早而正确的治疗，才是医家上策，已意在言外了。

扶正的方法，并非完全在"补"。在一定的情况下，祛邪亦可扶正，所谓"邪去则元气自复也"。但祛邪之药究可耗正，故《素问·五常政大论》有"毋使过之，伤其正也"之戒。吴氏在使用汗、吐、下法和毒药方面，能深刻领会《内经》精神，继承张仲景节用攻药之法，故书中屡见"得汗止后服""得吐止后服""得利止后服"等中病即止之文。在银翘散方论中批评吴又可说："其三消饮加入大黄、芒硝，惟入阳明，气体稍壮者，幸得以下而解，或战汗而解，然往往成弱证，虚甚者则死矣。况邪有在卫者、在胸者、在营者、入血者，概用下法，其害可胜言耶？岂视人与铁石一般，并非血气生成者哉？"其评论虽未必全面，但主张慎用攻下，维护人体正气，则颇有重要意义。

巴蜀名医遗珍系列丛书

4. 病情多端，立法多样

证候的出现，是非常复杂的。有纯寒纯热、纯虚纯实之证，亦有寒热并见，虚实并见的；有气病血不病，血病气不病的，亦有气血同病的；有阴病阳不病，阳病阴不病的，亦有阴阳俱病的；有先为寒证后转热证的，亦有先为热证后转寒证的。故立法组方亦应多种多样，或一法单用，或数法并施，总以针对病情为立法依据。《条辨》之方虽多采自各家，但作者善于掌握辨证运用，故本文在下面一并纳入吴方进行讨论。

（1）寒热并用

此法之应用有三：一是病证的寒热并见。两者俱盛而其势俱急，顾此则失彼，在有所侧重或两者并重的前提下，选用寒热兼具之方，如白虎加桂枝汤、加减木防己汤皆是。二是监制主药之太过，即所谓"反佐"。此法可使寒药不致呆滞或败伤阳气，如大黄附子汤、茵陈四逆汤皆是；使热药不致过于辛散或耗伤津液，如椒附白通汤、黄连白芍汤皆是。三是热邪壅闭，宜清宜开。热邪壅于卫气宜用寒凉清热，少佐辛温疏表，如银翘散、麻杏石甘汤皆是；热邪郁闭心包宜用寒凉清热，少佐辛温开闭，如牛黄丸、紫雪丹皆是。《条辨》根据"寒热并用"组成的方剂46个，约占全书方剂的23%，《伤寒论》用此法组成的方剂35个，占全书方剂的31%。

（2）补泻并用

外感热病属虚实并见之证较多。这是因为：①"正气存内，邪不可干"，病温之人，多由于"冬不藏精"，其体固已先虚；②温邪传变迅速，病情剧烈，最易伤正。基于前述原因，故外感热病根据本法组成的方剂亦较多。《伤寒论》113方根据本法组成者有54个，约占全书方剂之半。《条辨》根据本法组成者 46 个，约占全书方剂的 23%。温病学中的用"补"，多指益气养阴而言；"泻"，多指清解表里之热或祛化表里之湿而言。解表与益气同用者，如活人败毒散、加减补中益气汤等；解表与养阴同用者，如加减银翘散、银翘汤等；清里与益气同用者，如人参白虎汤、牛黄丸用人参汤送服等；清里与养阴同用者，如冬地三黄汤、加减玉女煎等；攻下与养阴同用者，如增液承气汤、护胃承气汤等；攻下与养阴益气同用者，如新加黄龙汤等；燥湿清热与益气养阴同用者，如清暑益气汤、人参泻心加芍药汤等。

（3）根据不同的病情制定不同治法

表里俱病者，用表里两解之法，如白虎加桂枝汤、翘荷汤等；升降失司，气机不利者，用升降并施之法，如杏苏散、三香汤等；气血两燔者，用气血两清法，如化斑汤、竹叶玉女煎等；阴阳两虚者，用阴阳两补之法，如大定风珠加人参、三才汤等。

当然，用一法组成的纯清、纯温、纯补、纯泻、纯燥、纯润之方在《条辨》一书中仍是不少的。究其原因，则或因病候单纯，不需从复法论治；或因标本缓急，应予先治一证，都应以一法立方。如加减复脉汤之纯滋阴，鹿附汤之纯助阳，控涎丹之纯攻下，清络饮之纯清热，玉竹麦门冬汤之纯润燥，四、五加减正气散之纯燥湿等皆是。

病程有长短，病势有轻重，病体有强弱，同一性质的病证，常有不同治法，《条辨》在这方面处理得很好。如大便燥结，用方有承气、增液之殊；斑疹透露，立法有清解、攻下之别；阴虚内热而小便不利，与淡渗则非；饮家水停而反见口渴，施辛温宜重。不仅如此，《条辨》在同类方药的选择上也是十分精细的。如同是风温袭表，选方则有银翘、桑菊之异；同是伏暑引起的口渴多汗，选方则有白虎、加减银翘之别。

巴蜀名医遗珍系列丛书

同时，吴氏认识到证候的性质在一定条件下可以互相转化，治法亦因之而与前相反。如上焦篇 25 条注文中说："暑非汗不解，可用香薷发之。发汗之后，大汗不止，仍归白虎法。"此证由阴转阳，故改用大寒清热；在下焦篇 33 条注文中说："阳气素虚之体质，热邪甫退，即露阳虚，故以桂枝汤复其阳也。"此证由阳转阴，故改用辛温扶阳。这里所说的转化是本质的变化，故治疗原则也就因之而与前相反。

在用药轻重方面，有轻至八分，重至二两的；在药味的多少方面，有多至三十六味，少至一味的；在剂型方面，除大量的汤剂外，还有膏、丹、丸、散、粗末煎汤、外敷、外拭、外熨等多种；在服药次数方面，有"药二时一服，日三服，夜一服"的，有"三时一服，日二服，夜一服"的，有"一时许一服"的，有"时时频服"的；在每次的服量方面，则有一杯、二杯、三杯的，有多至一碗的（如三仁汤、白虎加桂枝汤）。民族英雄岳飞在与宗泽论兵时说："阵而后战，兵之常也；运用之妙，存乎一心。"后两句的意思是说，巧妙地运用阵图，全在于根据具体情况进行考虑，不受常规限制。吴氏和其他许多医家在处理疾病时，亦与岳帅论兵的思维方法相同。

综上可见，《条辨》一书中始终贯穿着朴素的辩证法思想，归纳起来，约有几点：①认为医学科学是不断向前发展的，古人的经验要批判地继承，要整理提高，并希望别人对自己也持这种态度；②认为疾病的发生发展，内因常是主要方面，治疗之法必须注意维护正气；③认为疾病的性质和现象在一定的条件下可以相互转化，对疾病的认识和处理方面常能熟练地运用一分为二的观点；④在诊断和治疗方面，主张抓主要矛盾，适当处理次要矛盾和矛盾的次要方面；⑤在诊断方面，重视调查研究，透过现象求本质；⑥通常达变，主张具体问题具体分析，实事求是，力避主观主义、教条主义。

由于历史条件的限制，吴氏和历代其他著名医家一样，亦有不足之处。如上焦篇第 4 条的注文："按，仲景《伤寒论》原文：'太阳病，但恶热，不恶寒而渴者，名曰温病，桂枝汤主之。'"与《伤寒论》第 6 条的条文不符，是一种欠谨严的治学态度。其他在移叶案条文时，亦偶有方证不切之处，前贤已有评论。这些都是个别次要问题，比起他的成就来，仅是大德中之一眚，我们不应苛求前人。

二、三石汤的证治讨论

三石汤出自叶天士《临证指南医案·暑》杨案。案中所述主症为：面赤足冷，咯痰带血，耳失聪，舌红赤，不甚渴饮。议从"三焦分清治"，方由：飞滑石、石膏、寒水石、杏仁、炒竹茹、通草、金汁、金银花露组成，未定方名。吴鞠通《温病条辨·中焦》篇 41 条将叶氏之方定名为"三石汤"，并述其证治为："暑湿漫延三焦，舌滑微黄，邪在气分者，三石汤主之。"

高等医学院校第五版教材《温病学》根据叶、吴之说，将三石汤列为治疗"暑湿弥漫三焦"的主方，并详其症为："身热，面赤耳聋，胸脘痞闷，下利稀水，小便短赤，咳痰带血，不甚渴饮，舌红赤，苔黄滑。"可谓上中下三焦之症具备，符合"暑湿弥漫三焦"的判断。但其中"下利稀水"一症与三石汤的适应证不符，值得提出商讨。

（1）"下利稀水"是不宜用金汁或寒水石的。如叶天士《外感温热论篇》即有"……若加烦躁，大便不通，金汁也可加入；老年或平素有寒者，以人中黄代之"之论；《清代名医医案精华》选金子久温病医案70 则，其中用金汁的六案，均有大便不通。说明金汁兼具清热解毒和泻下作用，非热结旁流之"下利稀水"是断然不能用的。寒水石咸寒软坚，下利稀水之症也是不可轻投的。如《临证指南医案·暑》蔡案，症见"小腹硬满，大便不下．全是湿郁气结"，议投"甘露饮法"，即由猪苓、茯苓、寒水石、皂荚子、晚蚕沙组方为治，吴鞠通定名为"宣清导浊汤"。大便不通为什么要寒水石呢？吴鞠通在《温病条辨·下焦》篇第55条下解释得很清楚，他说："寒水石色白性寒，由肺直达肛门……肺与大肠相表里之义也。"大便不下与下利稀水是病机截然相反的症状，决无同用一味药之理。

（2）或以为叶氏《临证指南医案·暑》杨案中原有"下利稀水"一症，今《教材》按案转述，当是言之有据，无可非议。笔者认为，叶案行文，全系夹叙夹议体式，其述服辛热燥烈，以致"下利稀水，即协热下利"等语，纯系假言推理之词，非患者已具之症也。

（3）吴鞠通在三石汤下的按语说："……然虽云三焦，以手太阴一经为要领。盖肺主一身之气，气化则暑湿俱化，且肺脏受生于阳明……故肺经之药多兼走阳明，阳明之药多兼走肺也。再肺经通调水道，下达膀胱，肺痹开则膀胱亦开。是虽以肺为要领，而胃与膀胱皆在其中，则三焦具备矣。是邪在气分而主以三石汤之奥义也。"文中的"肺痹开则膀胱亦开"等语，说明"小便不利"，而非"下利稀水"。

暑湿弥漫三焦，可有许多见症，叶氏所述，仅为杨姓患者当时所见症状，不能以此概余。吴鞠通深知此义，故《温病条辨·中焦》篇41条仅从病机、病程、舌象概以其纲，无论出现何等复杂的症状，都可用这一纲去进行鉴定，似略而实详。吴氏真不愧为"嗜学不厌、研理务精"、善读古人书的卓然大家。

三、《大医精诚》中几个词句的异解

《大医精诚》是唐代医学家孙思邈论医德医术修养的名著，为现今绝大多数《医古文》选注本所收载。其中有几个词句虽然各选注本所见略同，但个人认为尚有商榷必要。

（1）原文："夫经方之难精，由来尚矣。"其中"经方"一词，高等医药院校教材《医古文》（以下简称《教材》）解为："一般指《内经》《伤寒杂病论》等书的方剂。"但原文接着论述人的生理、病理、体质和诊断都是些十分复杂的，只有用心精微的人，才可和他谈这方面的学问。如果是单纯论述方剂，其涉及的范围就不会有这样广泛。所以，这里的"经方"应该是指古代遗留下来的方技（即医技，其中包括方剂），这和后世把与时方相对的古方称为"经方"其含义是不同的。所以现今出版的《辞源》《辞海》都把"经方"解为"古代方书的统称"。因为古人认为古代遗留下来的方书的理论和诊治方法，都是很规范的，故冠"经"以尊之，这些理论和方法，又是很深奥的，故言"难精已久"。

（2）原文："必有大段要急之处，不得已隐忍而用之。能不用者，斯为大哲，亦所不及也。"其中"大段"一词，唐宋时意为重要、十分。《教材》解为"重要"虽然不错，但与后面的"要急"，在意义上重复。不如解为"十分"较好。如苏轼《东坡集·答王定国书》："如国手棋，不须大段用意，终局便须赢也。"其中"大段用意"即"十分用心"。而把"大段要急之处"解为"十分重要、紧急的情况"，是文通理顺的。

"能不用者，斯为大哲，亦所不及也。"《教材》是这样断句的。我认为应改为："能不用者，斯为大哲亦所不及也。"这句是承上文在十分重要、紧急的情况下也必须用鸡蛋入药而发的议论，说：能切实不用鸡

蛋入药就是"大哲"也是办不到的。不及，就是办不到。这里暗指像张仲景这样的"大哲"，在少阴病中也免不了要用鸡蛋黄和鸡蛋清。如照《教材》的断句，"亦所不及也"，就不好解释了。

（3）原文："学者不可耻言之鄙俚也。"不少《医古文》的注本都把这个"耻"字解为形容词的意动用法，把全句释为："学医的人不要认为我的话鄙俚粗俗是可耻的。"这样的解释使人费解的是谁可耻？是作者？各谈各的观点，文中又无秽浊之言，有什么可耻；是读者？读别人的文章，可信则信，不可信则已，亦无"可耻"之可言。我认为"耻"本来就是动词，这里引申为"轻视"，全句可释为："学医的人不要轻视我这些鄙俗的言论。"从这句话可以看出孙氏的谦虚态度和对后学期望的殷切态度，饶有"大医"风度。

Ⅱ

实践篇

用药心悟

一、谈谈中药的"十八反"

"十八反"之名虽为五代后蜀韩保升等在《蜀本草》中首次提出，但无具体内容。北宋王怀隐等编著的《太平圣惠方》列出反药为"乌头反半夏、瓜蒌、贝母、白敛；甘草反大戟、芫花、甘遂、海藻；藜芦反五参、细辛、芍药"，为后世"十八反"歌诀的依据。金代张子和的《儒门事亲·卷十四》有"本草明言十八反，半蒌贝敛及攻乌，藻戟遂芫俱战草，诸参辛芍叛藜芦"的歌诀供初学医者诵读。

其后李时珍《本草纲目》更有"三十六反"之说，比王怀隐说的反药加了一番。但后者除大戟所反者外，其余三种主反都是副食品，较少或根本不作药用，故后代流行者仍以王怀隐之说为多。此说一行，一切配有"反药"的古方，有的人不敢用了（如《金匮要略》甘遂半夏汤之类），有谁在处方中配伍了"反药"，药店就拒绝售给，同道也时有非议。这样，却使有些方药不能发挥其应有的作用。

"十八反"到底是否存在呢？回答是很可能不存在。现提出以下几点看法：

（1）东汉张仲景的《金匮要略》里的"甘遂半夏汤"即把甘遂和甘草用于同一方中；"赤丸"又把半夏同乌头用于同一方中；明代陈实功著的《外科正宗》里的"海藻玉壶汤"又把海藻和甘草用于同一方中，都犯了"反药"之禁。作者亦曾多次用过上述三方，只要病情适合，用量得宜，从未发现异常反应。作者在治疗体未大衰的结核性胸膜炎病人时，曾多次用大戟、甘遂、泽漆、连翘、黄芩、沙参、枳实、甘草等为

巴蜀名医遗珍系列丛书

方；治疗颈淋巴结核时，曾多次用泽漆、何首乌、夏枯草、海藻、甘草等为方，常获良好效果，并无不良反应。

（2）根据《中医文摘》1960年第3期载李安成等的实验说："作者为了探讨甘草、大戟、芫花、甘遂、海藻诸药配伍禁忌的反应，以家兔确定无毒性反应后，把若干家兔分成两组：一为对照组，分别以芫花、大戟、甘遂、海藻按6.6g/1.5公斤体重计算；另一组为试验组，按上单位药量分别加入甘草3.3g/1.5公斤体重饲食或灌胃进行比较观察，证明上五种药，无论单味药或按配伍禁忌配用，对家兔的呼吸、心跳、体温、瞳孔反应及胃肠功能，均无显著变化。"虽然人与家兔对某些毒物的反应可不相同，但如把反药配在一起果能增强毒性，则四种按配伍禁忌配用的药施于个体，何以没有一个发生显著变化？适应总是有一定的范围和限度的。

（3）增强毒性，无非是一药与另一药合煎，发生了化学变化或增加了一方的毒素而致。就现今的实际情况说，不少中药所含的主要成分已被人们所知了。但大戟与海藻之功效、成分不同，何以都反甘草？人参与细辛的功效成分迥异，何以都反藜芦？这些都足以发人深省。

（4）名老医生罗继光告诉我，在他的家乡，解放前有一人因久病不愈，痛苦难支，曾在三个药店分别把十八味反药买齐，一同煎服，图谋自杀，但尽剂而安然无恙。

那么，是不是古人毫无根据地提出十八反来哗众取宠呢？我看不是。它的产生，可能是古人把偶然视为必然而致。因为十八味药中的大戟、芫花、甘遂、乌头、藜芦五味药均为大毒之品，如施用于虚弱患者，必然会引起不良反应；即使病人身体尚健，因用量过大或服量过多都会造成事故。这些都是有毒之药自身产生的恶果，而不是配伍了另外的药的问题。"十八反"中并无"无毒药"与"无毒药"配伍而称"反药"的例子，便可以证明。曾记解放前，距我家不远一位老中医黄某，予一"单腹胀"病人开了一剂"十枣汤"，方中的大戟、芫花、甘遂并无甘草与之配伍，但终因病人体力不支，服药未尽而死。这里再回到古人来说，可能是古人用过或见到别人用过前五味毒药配伍其所谓不相反的药，治疗过病情适合的患者，而未见异常反应；又曾用过或见到别人用过前五味毒药配伍其所谓相反的药，治疗病情不适合的患者，而发生了事故，因而得出药物"相反"之说来。

数以千计的中草药，在配伍中是否真有反药存在，还有待于今后从科学实验和临床实践中来总结确定。即使有，也不一定在这十八味、三十六味中。鲁迅先生说得好："第一次吃螃蟹的人是很可佩服的，不是勇士谁敢去吃它呢？螃蟹有人吃，蜘蛛也会有人吃过，不过不好吃，所以后人不吃了。像这种人我们应当极端感谢的。"许多成功的经验都是要付出代价的。对此，我愿与同道共勉。

二、五味子功兼益气滋阴

五味子一药首见于《神农本草经》，记述它有益气、强阴、补诸不足的功效。我意五味子性温属阳，伍阳药则益气；味酸属阴，伍阴药则滋阴。合其性味，则兼具益气滋阴两方面的功效。

东汉张仲景则用它与干姜、细辛配伍，治疗痰饮、喘咳诸病。仲景所治对象为慢性虚寒性痰喘，在其"病痰饮者，当以温药和之"思想的指导下，主用姜、桂、麻、辛辅五味子之温以温化寒饮，次用五味子伍芍药、甘草酸甘化阴以制辛温药之过散，又用了五味子"强阴"这一方面的功效。

唐代孙思邈用五味子配人参、黄芪、麦冬加少许黄柏煎汤，治疗夏日因汗出过多而致的气津两伤之证；金代李东垣据此而制订出生脉散，至今仍为临床常用之方。生脉散中人参益气，麦冬滋阴。五味子以其性之温，助人参以益气；以其味之酸，助麦冬以养阴。气阴得复，即不假其酸收之力而汗亦可自止。我在前人配方思路的启示下，对下列病证必用五味子组合成方。

　　（1）食欲不振。本症主要由于脾胃阴虚或脾胃气虚而致，但与心阳不振，肝气不足（或横强）亦有密切关系。我在治疗脾胃阴虚引起的食欲不振时，常用生脉散加谷芽、白芍、橘核以调和肝胃之气，少佐石菖蒲以开心气；在治疗脾胃气虚引起的食欲不振时，常用四君子汤加五味子、山药、小茴香以温补肝脾之气，加少许远志以宁心气，每获良效。方中五味子用量为12g左右。如果病情较轻，煎服又感不便者，脾胃阴虚的可用五味子12g、麦冬30g泡水频饮；脾胃气虚的可用五味子12g、陈皮3g、黄芪30g泡水频饮，也有效果。

　　（2）乳汁自出。现代中医妇科学多认为本病常为气虚或肝郁而致，前者用补中益汤，后者用丹栀逍遥散加减治疗，证之临床多有效果。若无效，多由气不摄液或肾不司液而致；我在临床上，前者用补中益气汤加五味子30g，后者用金匮肾气丸改丸为汤加五味子30g，收效颇佳。这两方用五味子的目的，主要取其益气之功，气旺自能统摄乳汁，是治其本；次取其酸收之性，收缩乳孔，是治其标。

　　（3）肾阳虚所致之阳痿。阳痿一病可由多种因素引起，治疗也有多种手段和方药。但如系肾阳虚所致之阳痿，我常用五味子30g、淫羊藿15g煎汤服，每日一剂。半月为一疗程，不效，再服1～2疗程。在服药期间必须戒断房事。这样配伍，有阳而不燥的优点，可奏"阴平阳秘"之效。

（4）痰饮喘咳。治疗肺肾虚寒之喘咳，我常用五味子与细辛、附片、党参、小茴香、艾叶、甘草配伍；治疗肺肾虚热之喘咳，我常用五味子与天冬、桔梗、知母、枳壳、地骨皮配伍。前者取五味子之性，随温热之药以温阳；后者取五味子之味，随寒凉之药以滋阴。无论虚寒或虚热之喘咳，凡喘甚者，均合葶苈大枣泻肺汤顿挫其势；痰多者，寒加制南星、法半夏，热加胆南星、浮海石，收效更佳。

三、补不宜滞

"虚者补之"，是千古不易之法。但须补而不滞，才能充分发挥补药的效果，达到治疗的目的。治疗慢性虚损，尤其应加注意。因补药壅滞，纯补、峻补，虚损之脏常难使之运化，故在治疗时，常把补、消两法合在一方之内，使补药补人体之虚，消药消补药之滞，异曲同工，各尽其妙。薯蓣丸、磁朱丸均用神曲，补中益气汤、五味异功散均用陈皮，小建中汤之用姜、桂，归脾汤之用木香……就是以这种思想为指导而于补剂中稍佐消散药的。我法前人处方之意，在治疗脾胃虚寒之证时，常于温补方中加入陈皮或神曲；在治疗肺肾虚寒之证时，常于温补方中加入小茴香或上桂；在治疗脾胃虚热之证时，常于清润方中加入木蝴蝶或橘核；肝虚施补，常加吴萸；心虚施补，常加远志，均每能获效。

如不知变通，滥施蛮补，常可出现胀满不饥，或食欲不振诸症，从而导致食量减少，气血之资源不足，纵使参、茸、杞、地丘积于前，也是难免"求全之毁"的。

所谓"补而不滞"，系指补药不碍脾之运化、胃之受纳而言。补剂中佐以行气或消导之药，是用来调畅气机，醒脾开胃的。如此，可使药物和较多的食物营养共同来充实身体的匮乏，则消散药实际是间接的补药了。

然而，虚损毕竟当补，行气或消导药参与补剂之中，仅是防止补药可能出现的副作用或兼治他症而已，不能直接治疗虚损，故消散药在补剂中所占的比例，一般不应超过三分之一，否则，会犯虚虚之戒，导致不良后果。

四、谈用药之轻重

病证有轻重之分，用药也应有轻重之异。疾病如来犯之敌，用药如用兵攻守。敌众力强，我必以大军应战；敌寡力弱，我则割鸡焉用牛刀？所以，一般地说，兵无常数，除大毒药外，药无常量。

仲景先生在这方面为我们树立了典范。如以芍药为例，桂枝加芍药汤、桂枝加大黄汤、小建中汤均用至 300g，而麻黄升麻汤仅用六铢。汉制 24 铢为 50g，300g 折合 144 铢，是六铢的 24 倍。如以甘草为例，炙甘草汤、桂枝加人参汤、小建中汤均用至 200g，柴胡桂枝汤、柴胡加芒硝汤均只用了 50g，后者仅为前者的四分之一。如以药味为例，有少到一味的，如甘草汤、一物瓜蒂散、文蛤散；有多至 23 味的，如鳖甲煎丸。仲景先生是在故弄玄虚、哗众取宠吗？否！他是明审病情，深通药性，审时度势，恰当用药。用轻用少，无力微之弊；用重用多，无伤正之嫌，可谓"规矩方圆之至也"！

余在临床用甘草组方，一般只用 5 ～ 10g。一次遇一妊娠 5 个月之妇，突发上脘剧痛，医以常量之"椒梅理中汤"与服，经日无效，转就余诊。余审其病情急剧，处方宜大宜专，方能顿挫其势。为书：乌梅 60g，花椒 3g，甘草 30g。意取乌梅以安蛔、甘草以缓急，蛔安急缓，则痛不作，故均重用。一服痛减，尽剂痛止，胎孕无犯。

目睹今之少数医者，有不问病情如何，千篇一律地开大方，并以"兵贵神速"自誉者；亦有不问病情如何，千篇一律地施小量，并以"四两拨千钧"自矜者。两种处方形式，都是一种不察病情、不识药性、不负责任的医疗作风。现改成都武侯祠赵藩撰书之联以谏之：

能攻书则偏颇自消，从古知医非固步；

不审势即重轻皆误，当今临证要深思。

五、虫类药应用举隅

虫类药治病，最早见于《神农本草经》，该书收录虫类药28种。东汉张仲景广泛地应用虫类药治疗内科、妇科疾病，创制了以虫类药为主的抵当汤、鳖甲煎丸、大黄䗪虫丸、下瘀血汤等著名方剂。此后代有发展，至明·李时珍《本草纲目》收载的虫类药达107种。近贤朱良春对虫类药的应用别开生面，颇多创见。业师法古创新，撷取众长，亦善用虫类药治病。兹简介如下。

1. 化瘀破积，水蛭生用功效宏

水蛭一药，《本草经疏》谓其"有大毒"，《中药大辞典》《中华人民共和国药典》亦记载其"有毒"。业师认为，《神农本草经》记载水蛭"味咸平，主逐恶血、瘀血、月闭，破血瘕积聚，无子，利水道"比较切合临床实际。如《伤寒论》中抵当汤，水蛭用量达30枚，大黄䗪虫丸中用至100枚。

业师赞同张锡纯论水蛭"破瘀血而不伤新血"之说，常用水蛭治疗痛经、脑血栓、中风后遗症，每收满意疗效。

业师用水蛭，一般晒干碾末冲服，每剂药一般用 10～30g，分六次服。其用药指征一是可见有形之癥块，有瘀滞之症状；二是脉、舌均见瘀滞之象。

如治陈某，女，19 岁。14 岁月经初潮即患痛经，病情逐渐加剧。一般在经前第一日少腹剧痛、拒按，伴两腿内侧胀坠不适，并放射至腰背、肛门，至第三日逐渐缓解。经色紫暗有瘀块，量中等。舌暗红，苔薄白，脉弦细。证属气滞血瘀，治以养血活血，化瘀通滞。药用：当归15g，川芎 15g，赤芍 30g，蒲黄 10g，水蛭 30g（碾末分六次冲服），小茴香 12g，香附 12g，甘草 12g，五灵脂 15g（包煎）。于每次月经前一周开始服药，连服 3 剂。患者共服用上方三个月经周期后，行经时仅觉小腹轻微胀痛不适，余症均解。

脑血栓、脑溢血等病，常见半身不遂、言语不利、口眼㖞斜、口角流涎等，属中医中风范畴。业师认为多系气虚血瘀，脉络闭阻所致。治疗一般用补阳还五汤重用地龙，加水蛭增化瘀通络之力，疗效甚佳。

如治张某，男，61 岁。半月前中风后左半身不遂，口眼㖞斜，言语不利，喉间痰鸣，吞咽困难，舌紫暗，苔薄白，脉沉细涩。药用黄芪 100g，赤芍 50g，川芎 30g，当归 30g，红花 10g，石菖蒲 6g，地龙30g，水蛭 30g（碾末分六次冲服）。患者连服上方 20 剂，诸症如失。

2. 癥瘕积聚，消癥常用地鳖虫

业师治疗癥瘕积聚，久而不消者，一般用土鳖虫消癥破坚。《长沙药解》谓土鳖虫"善化瘀血，最补损伤"。业师认为，土鳖虫破而不峻，能行能和，虚实之体皆可选用。他重用本品配伍健脾补肾，活血软坚之品治疗肝硬化，效果显著。

如治杨某，女，46岁。患肝硬化8年，现消瘦，双下肢肿，右胁隐痛，腹部膨满、青筋显露，叩诊有移动性浊音。伴见倦怠纳差，便溏。察双下肢中度凹陷性水肿。舌暗红，苔薄白，脉沉细涩。证属肝郁脾虚，血瘀癖积。治以攻补兼施。药用党参30g，白术15g，茯苓30g，丹参30g，土鳖虫15g，鳖甲30g（先煎），泽泻15g，山药30g，枳壳15g，甘草6g。患者连服上方30剂，腹水消，下肢不肿，精神、食纳正常。本方攻补兼施，攻不伤正，补不恋邪，故癥癖之证逐渐消失。

此外，业师还善用地龙平喘；用蝉蜕治疗过敏性疾病；用九香虫配白芥子加续断、杜仲、寄生、狗脊、熟地、骨碎补治疗肾虚兼湿阻之腰痛；用僵蚕配地骨皮治疗糖尿病均有良效，兹不一一列举

（张耀　整理）

六、对药组方撷要

业师临证处方，善用对药，立意新颖，形成了独特的对药组方经验。

1. 香附配旋覆花

业师认为，香附理气活血，旋覆花消痰降气，二药合用，共奏理气活血祛痰之功，用治肺系疾病之胸闷胸痛者，屡获良效。

2. 九香虫配白芥子

业师认为九香虫有补肾活血、行气止痛之功，白芥子有涤痰通络止痛之效，二药相伍，理气活血，补肾涤痰，用治痰瘀互结、虚实并见之痹证，疗效甚佳。

3. 党参配莪术

党参补中益气，莪术破血化瘀，二药相伍，一补一泻，益气活血。业师常用治前列腺肥大症，亦用于治疗癌肿。

4. 牡蛎配火麻仁

业师认为，牡蛎有制酸之功，亦有增加钙质作用，然该品收敛固涩，服之常致大便干燥，不思饮食。而火麻仁润肠通便，与之相伍，使燥者润，呆者活。业师治胃酸过多、缺钙者，常二药相伍。

5. 升麻配牛膝

升麻升气举陷，牛膝引血下行，二药相伍，一升一降，相反相成，可促进气机升降，血液运行。业师在临床上常二药相伍治疗脉管炎及瘀结固着之症，每获良效。

业师运用对药，经验丰富，不胜枚举。然究其经验主要有以下几方面：

一是相辅相成，增强疗效。此有两种情况，一是把作用同类的药物配伍在一起使疗效更强。如石膏配知母、射干配青黛、白茅根配旱莲草等等。另一方面则是把两个功用不同的药物配伍，各取所长，互补其偏，意取和解。如苍术配黄柏、黄芪配防己、柴胡配黄芩等等。

二是相反相成，切中病机。即把两种性质功能不同的药物，互相配伍而能取得同一作用，使之切中病机，提高疗效。如苍术配玄参、细辛配五味子、升麻配牛膝等。

三是固护胃气，更好地发挥药效。业师用药，非常重视固护胃气这一重要环节。常云："用药必须时时顾护胃气，方能促进药物吸收，更好地发挥药效。"因此，业师在使用易碍胃气的药物时，常翼以固护胃气之品。如磁石配山楂、石膏配神曲、葶苈子配大枣、牡蛎配火麻仁等。

（景洪贵　整理）

七、中草药药性赋

草药是未经药商收购、出售的中药。它品种繁多，山川田野俯拾即得。多则价格低廉，无人采售，以致周秦时已载于经传的许多药物不见于现在的药店了。即使一部分有幸被民间取用，亦被人们以"草药"名之，以示与中药区分，殊可叹惋！

"文革"十年，中药奇缺，我深入民间拜访草医，认采草药，并收集其方，参考古今药学辨病辨证用于临床，多获良效。如五朵云治结核、三匹风治喉炎、地锦草配六合草治菌痢等不一而足。对久服中西药产生抗药性诸疾效果尤显。清·赵学敏谓："昔欧阳子暴利几绝，乞药于牛医；李防御治咳得官。传方于下走。谁谓小道有不可观者欤？"诚见道之言！1970年我受地、县卫生行政部门之托，将我地常用的草药和部分自种自用的中药编撰成赋，以利诵读、推广，在当时普及合作医疗活动中曾起到良好作用。发掘草药潜力为伤病员服务永远是必需的，而且是有辉煌前景的。为了便于查阅他书确知药名，广求药效，特先列药名再录原赋。

1. 辛温解表药

紫苏、白芷、葱白、芫荽梗、三春柳（亦名柽柳、西河柳）、香薷草、石荠苎（亦名水荆芥、痱子草）、荆芥、牛毛毡、土羌活（亦名路边姜）、黄牛刺（亦名云实、阎王刺）。

2. 辛凉解表药

薄荷、大力子（即牛蒡子）、蝉蜕、葛根、蛇含（亦名五匹风）、野菊花、狗尾草（亦名光明草）、浮萍、走游草（亦名李氏禾）。

3. 祛风湿药

苍耳子、威灵仙、散寒草（亦名水蜈蚣）、豨莶草、蚕沙、络石藤、桑枝、二郎箭（亦名石胡荽、鹅不食草）、八角枫根、丁桐皮（刺楸树皮）、三楞草、五爪龙（亦名五爪金龙）、九姜莲（亦名箭杆风、华良姜）、水芹菜、牛马藤（亦名油麻藤）、羊屎条（亦名黑汉条、羊食子根）、垂柳根、五加皮、狗骨、黄桷树根（榕树根）、毛泽兰（亦名爵床、野万年青）、香通（即樟树根）、桂花树皮、斑竹根、野葡萄根（即葛蘲根）、松节、香椿花、露蜂房、壁虎、乌梢蛇。

4. 清热泻火药

夏枯草、慈竹叶心、谷精草、芦竹根、密蒙花、蛇胆汁、笔筒草、夜明砂、望月砂。

5. 清热凉血药

水牛角、生地黄、地骨皮、仙人掌、枕头草（亦名蚂蚁草、荠菜）、瓦莲花（亦名瓦松）、人中白、癞子草（亦名癫疙宝草、荠苧）、虎耳草、苋菜根、苋菜子、粉葛花。

6. 清热燥湿药

龙胆草、三颗针（亦名刺黄芩），楤木根（亦名雀不站根）、刺楸根

（亦名丁桐树根）、珍珠草（即叶下珠）、臭黄荆（即短柄腐婢）、桐麻子（即苘麻子）、红药蓼、苦荞头（即天荞麦）、苦参。

7. 清热解毒药

金银花、蒲公英、猪鼻孔（亦名鱼腥草、蕺菜）、白头翁（此处指打破碗花花根，亦名野棉花根）、马齿苋、千里光、马屁包（即马勃）、一枝箭（瓶尔小草）、算盘树根（即算盘子根）、星子草（亦名满天星、天胡荽）、天青地白草、三匹风（亦名蛇泡草、蛇莓）、水苋菜、牛舌头（即苦荬菜）、母猪藤（即乌蔹莓）、石指甲（即垂盆草）、六合草（即铁苋菜）、四瓣草（即萍）、蕹菜、芙蓉花、铧头草（亦名堇菜、紫花地丁）、虎杖、金刚藤头（即粉菝葜）、挖耳草（即杓儿菜）、青菜子、苦瓜、红子根（即火棘根）、败酱草、紫荆皮、马桑根、射干、野油菜（即蔊菜）、龙葵、紫花地丁（此处是石龙胆的别名）、腹水草（即毛脉腹水草，亦名钓鱼竿）、乌梅、鱼鳅串（即马兰）、三角风（即常春藤）、马蹄草（亦名积雪草、崩大碗）、桉树叶。

8. 清热解暑药

西瓜、藕叶、绿豆、青蒿、齐头蒿（即牡蒿）。

9. 利水渗湿药

泽泻、车前草、茵陈、薏苡仁、冬瓜皮、冬瓜子、萹蓄、石苇、冬葵子、打碗根（即苡仁根）、苎麻根、芭蕉头、芹菜、水龙（亦名过江藤）、鸭跖草（亦名竹叶菜）、海金沙、泽漆（亦名五朵云）、金钱草、花椒目、马蹄金、鸭公青（勾儿茶）、猪秧秧、过山青、天泡草（即黄姑娘）、阳雀根皮（即锦鸡儿根皮）、水猪毛七（即铁线蕨）、木槿花、合萌（亦名水皂角）、白茄根、地瓜藤、南瓜根、豆黄蓉、旋鸡尾、秧心草（即藿蓂）、楮实子、黄瓜藤、萱草根、肾蕨、野柿子、包谷须（即玉米须）、牛耳大黄（即酸模根）、酸模叶。

10. 芳香化湿药

藿香、石菖蒲、黄荆子、土砂仁、圆薤头（即薤白）。

11. 理气药

陈皮、橘络、青皮、橘核、苦楝实、乌药、橘叶、青藤香（马兜铃根）、阴桃子、香附、广柑皮、刮筋板（即云南土沉香）、柿蒂，八月瓜、畏草（亦名饿蚂蝗）、桐树根、柚子皮、韭菜叶、梧桐子、鱼香草（即留兰香）、绛梨木根或果（即匙叶鼠李的根或果）、梧桐根。

12. 温里药

吴茱萸、附子、花椒、小茴香、芫荽子、九香虫。

13. 平肝息风药

僵蚕、钩藤、蚯蚓、鬼针草、角麻、蛇蜕、排风藤（即白英）、白马骨（即六月雪）。

14. 止血药

白及、仙鹤草、大蓟、小蓟、茜草根、地榆、侧柏叶、柿果、灯芯、陈艾、伏龙肝（灶心土）、凤尾草、地柏枝、斑鸠窝（即地锦）、鸡爪参（即翻白草）、仙桃草（即水苦荬）、香椿根皮、臭椿根皮（即樗根皮）、湖广草、问荆、藕节、柿树根、苏铁叶和花。

15. 活血祛瘀药

泽兰、益母草、半枝莲、血见愁（亦名山藿香）、川牛膝根、月季花、皂角刺、桃仁、水蛭、虻虫、蟑螂粉、蜣螂粉、棉花根、一枝蒿（亦名飞天蜈蚣）、鸡眼草、大血藤、破血丹（即土三七）、指甲花子（亦名急性子）、透骨消（即连钱草）、佛顶珠（即点地梅）、铁马鞭（即马鞭草）、散血草（即白毛夏枯草）、红乌白根、狗牙根（亦名铁线草）、酸浆草、乌泡根、檬子树根、铁莲藤、马甲根和叶（即铁篱笆根和叶）。

16. 补气药

怀山药、白术、泡参（即南沙参）、大枣、黄精、娃娃拳（即扁担杆子全草）、土人参、鸡屎藤、面根藤、臭牡丹根、紫茉莉根、鱼鳅涎、黄鳝、鲫鱼。

17. 补血药

制首乌、生白芍、桑椹、熟地黄、当归、无花果。

18. 补阴药

天花粉、天冬、麦冬、女贞子、旱莲草、桑寄生、枸杞、水芦根、龟板、猪獠参（即小长距兰）、阴笋、豇豆、梨皮、黄鳝藤（即火炭母草）、蜂蜜。

19. 补阳药

胡桃（亦名核桃）、仙茅、韭菜子、胎盘、双肾草、地棕根（即大叶仙茅）、苏铁根、巴戟、棉花子、淫羊藿、襄荷。

20. 消导药

莱菔子、隔山撬（即耳叶牛皮消）、麦芽、谷芽、鸡内金、抱孙谷。

21. 温化寒痰药

金沸草、毛大丁（亦名兔耳风）、半夏、皂荚、白芥子、草蜢子（亦名蚱蜢、稻蝗）、杏叶防风（亦名山当归、骚羊骨）。

22. 清化热痰药

前胡、瓜蒌、大肺经草、小肺经草（即肺筋草）、地蜈蚣、三白草、鼠曲草（亦名清明菜）、鲜竹茹、石竹根（即宝铎草）、吉祥草（亦名观音草）、枇杷根、梨树根、马兜铃、枇杷花。

23. 止咳平喘药

枇杷叶、野枇杷叶、苏子、杏仁、桑白皮、芸香草、花生壳、冬青叶、野颠茄、荭草子。

24. 养心安神药

松叶、柏子仁、瓜子金（亦名辰砂草）、合欢皮、夜交藤、高粱。

25. 收涩药

蚌壳、河蚬壳、鸡蛋壳、桑螵蛸、白果、莲子、秧泡根、浮小麦、胡颓子、大力根（即牛蒡根）、燕麦草、山栀仁、鸡冠花及子、刺梨果及根、青杠果、棕树根、糯稻根、夜关门（即铁扫帚）。

26. 驱虫药

苦楝根皮、鹤虱、南瓜子、石榴根皮、大蒜、扁竹根（即蝴蝶花）、水案板（即眼子菜）、白杨根、昏鸡头（即小贯众）。

27. 外用药

辣子草（即西氏毛茛）、土槿皮、独脚莲（即假海芋）、苦树皮、断肠草（即紫堇）、文殊兰（亦名扁担叶）、麻柳叶（即枫杨叶）、剪刀草。

附：赋文

1. 辛温解表药

风寒在表，头痛身疼；治疗有法，味辛性温。紫苏发表散寒，兼疗咳嗽；白芷疏风止痛。且散痈疹。散寒止呕生姜好，发汗通阳葱白灵。疏邪且善透疹，芫荽梗及三春柳；利尿而兼发汗，香薷草并石荠苧。荆芥治头疼咽痛，毛毡疗咳嗽失音。散寒除湿，土羌活之功可贵；祛风止痛，黄牛刺之效足称。

2. 辛凉解表药

风热在表，烧渴可诊。治疗之法，辛凉是循。薄荷疗头疼目胀，大力能清咽透疹。祛风解痉宜蝉蜕，发汗升阳用葛根。平喘祛风，舌含有效；疗痈明目，野菊擅能。发汗而兼利尿，则有狗尾浮萍游草；高烧而兼呕吐，须防昏迷谵语抽筋。

3. 祛风湿药

风湿为病，寒热可兼；气血虚弱，补散两参。麻木疼痛，深浅变迁。除风湿而善消痹，莫如苍耳；振麻痹而兼止痛，则有灵仙。泡酒服以治痹疼，散寒草之功独胜；炼蜜丸以起瘫废，豨莶草之效可观。蚕沙除风湿而疗崩漏，络石消痈肿而解拘挛。降压祛风，桑枝莫少；豁痰通窍，郎箭可餐。八角丁桐，祛风活血；三楞五爪，止痛疗瘫。九姜莲祛风湿兼疗牙痛。水芹菜止崩带而治筋酸。牛马藤行瘀活络，皂角根解毒通关。羊屎条止血行瘀，兼疗骨痛；垂柳根祛风利尿，并解拘挛。除湿强筋，加皮狗骨；祛风解毒，黄桷毛兰。行气祛风，香通独好；滋阴止痛，桂树两兼。平喘祛风，斑竹根之效著；通淋止血，葡萄根之力专。松节椿花，除风湿因疗骨痛；蜂房壁虎，化癥块而散流痰。乌梢蛇定惊除湿，泡酒服止痛疗瘫。

4. 清热泻火药

目赤尿黄，火证特征；清心泻热。炎上始平。泻肝明目夏枯草，解热除烦竹叶心。谷精草祛风明目，芦竹根泻火通淋。密蒙花能消障翳，蛇苦胆善治胃疼。心肝火笔筒草妙，目生翳两个砂灵。

5. 清热凉血药

血热妄行，吐衄斑疹；凉血之药，急与煎烹。水牛角治失血斑疹，

惊风亦用；生地黄善养阴清热，凉血可凭。疗虚热地骨皮好，清火毒仙
人掌珍。枕头草凉血降压，瓦莲花止血通淋。人中自治齿衄骨蒸，兼疗
咽痛；癫子草疗痔疮咳嗽，并治牙疼。脓耳痒疹虎耳草，肠炎崩带苋菜
根。苋菜子明目，粉葛花解醒。

6. 清热燥湿药

肠炎痢疾，黄疸痔疮，尿黄口渴，湿热为殃。投味苦性寒之药，有
热除湿去之长。火淋黄疸及阴疮，龙胆草之功著；痢疾牙疼和咽肿，三
颗针之效彰。肝炎胃癌痔疮，糖尿犬伤楤木用；止血行瘀除湿，肠风
跌打刺楸尝。珍珠草能平肝解毒，臭黄荆疗痢疾脱肛。桐麻子能清肠散
翳，红药蓼疗痢疾瘀伤。苦荞头解毒健脾，助消化而治诸疮肿毒；苦参
根杀虫除湿，疗疳痢兼医疥癣痔疮。

7. 清热解毒药

感染病毒，疹痘疮痈；治疗原则，解毒散攻。毒在肌肤，金银花之
效著；毒成痈疖，蒲公英之力宏。肺痈淋病肾炎，解毒须投猪鼻孔；痢
疾蛔虫白带，煎汤好用白头翁。马齿苋疗痢止咳，千里光解毒祛风。马
屁包能清咽止血，一枝箭治蛇蛟疮痈。宽肠解毒算盘力，利胆通淋星
子功。红崩白带痰多，除湿祛风青白草；解毒消痈活血，疮痈痢疾三匹
风。水苋菜、牛舌头，消炎而治黄疸；母猪藤、石指甲，活血而散诸
痈。痢疾肝炎。六合草之功大；通淋解毒，四瓣草之力宏。疗疮止血煎
蕹菜，治带除疹用芙蓉。铧头草散瘀解毒，虎杖根化毒除风。梅毒痢
淋，金刚藤可用；喉炎肺热，挖耳草有功。青菜子平肝治痫堪取，苦瓜
汤清肠解毒足崇。红子根治肝炎劳热，败酱草疗疮毒肠痈。紫荆皮除痒

疹喉痛，马桑根疗结核毒痛。咽疼咳逆射干好，肿毒肝炎蓴菜雄。龙葵草治带淋咳嗽，紫地丁解咽肿肠痈。腹水草治肝炎肺热，酸乌梅安痢疾蛔虫，肝炎水肿食停，斑疹失血鱼鳅串；解毒祛风滋肾，痈肿虚痹三角风。马蹄草可治疸淋腹泻，桉树叶善疗淋痢诸痛。

8. 清热解暑药

夏日伤暑，口渴心烦；汗出脉弱，暑证详参。解渴烦、降血压，西瓜最好；清暑邪、疗失血，藕叶为先。解毒而清暑邪，绿豆还兼滋养；除蒸而疗烦渴，二蒿功效相骈。

9. 利水渗湿药

湿胜水肿，腹泻尿难；治疗原则，利水通关。利尿通淋投泽泻，水肿痰多用车前。肝炎黄疸茵陈好，湿盛脾虚薏苡诠。冬瓜皮利尿消肿，冬瓜子解毒祛痰。篇蓄疗肾炎牙痛，石苇治出血尿难。冬葵子润肠利尿，打碗根渗湿除烦。苎麻根解毒安胎，善治带淋失血；芭蕉头祛风利尿，能治头痛肾炎。高血压、胃肠炎，芹菜之功可靠；消痈肿、疗热咳，水龙之效足参。鸭跖草解毒通淋，咽疼痫疾风痹好；海金沙消炎利尿，结石癃淋水肿长。疗喘咳结核肝炎，药名泽漆；治结石牙疼黄疸，草号金钱。花椒目能疗水肿，马蹄金善治肝炎。行瘀泻热通淋，鸭公青治痢淋崩带疸痹诸疾；化积消炎解毒，猪秧秧疗带浊痈癌尿血可观。过山青利淋消疸，天泡草平喘清肝。阳雀根皮，疗水肿崩淋，兼通乳汁；水猪毛七，治痈淋赤痢，并止血痰。治带淋痢疾红崩，木槿之花不可少；疗疸痢痔疮水肿，合萌煎服效殊专。带淋水肿遗精，白茄根能治；风湿痈疸龈肿，地瓜藤可宣。治牙痛火淋，南瓜根居首；除湿热水肿，豆黄蓉为先。旋鸡尾治崩带痢淋瘰疬，秧心草能健脾利水祛痰。楮实子补肾利水，黄瓜藤健胃消炎。砂淋黄疸血崩，疝气都投萱草妙；止血通淋解毒，退热均由肾蕨兼。野柿子降压疗崩，还清酒毒；包谷须消炎利尿，并治紫斑。解毒消炎，以牛耳之根内服；津枯肺燥，用酸模之叶水煎。

10. 芳香化湿药

脾为湿困，食少便溏，苔滑胸满，治用芳香。健胃醒脾，藿香有效；和中开窍，石蒲独长。黄荆子治胃痛肠炎，兼疗喘咳；土砂仁能调中止呕，并振脾阳。圆蒟头行气止痛，为汤服快膈宽肠。

11. 理气药

胀满多由气滞，辛香善解郁疼。陈皮化痰止呕，橘络疗咳舒筋。青皮善舒肝止痛，橘核治胃满疝疼。楝实治头疮疝气，乌药疗胃痛尿频。乳痛胁疼投橘叶，诸痛胃痛用青藤。且看阴桃能止痛，还嘉香附善调经。广柑皮化痰兴食欲，刮筋板解毒散瘀停。柿子蒂温中降逆，八月瓜疗疝舒筋。泻火和中寻畏草，食停水肿用桐根。柚子皮化痰消食，韭菜叶止痛疗崩。梧桐子能健胃理气，鱼香草治劳咳胃疼。消胀行瘀绛梨木，祛风平喘梧桐根。

12. 温里药

虚寒在里，吐泻腹疼，治疗之法，温热而辛。吴萸止痛制酸，吐泻头晕莫少；附子回阳救逆，风痹虚脱急烹。花椒镇痛安蛔，吐泻能止；小茴消痰快气，食量亦增。芫荽子祛风疗疝，九香虫止痛提神。

13. 平肝息风药

头晕脑胀肝阳旺，抽搐拘挛风势张；治宜息风解痉，或兼泻火潜阳。化痰清热息风，僵蚕之功确；头痛眩晕抽搐，钩藤之效彰。活血定惊，利尿解烧蚯蚓好；息风解毒，消炎退热鬼针长。角麻治咳嗽痰多，更治诸风眩掉；蛇蜕能定惊解毒，亦疗喘咳痒疮。风湿痛、盆腔炎，热咳黄疸排风好；止眩晕、解毒热，白带肝炎马骨良。

14. 止血药

外损内伤诸出血，治标求本两法陈。白及粉生肌止血，仙鹤草止血强心。止血消炎大小蓟，通淋止血茜草根。地榆善治烧伤，下焦出血亦妙；侧柏能疗带浊，血家单用即灵。降压消斑投柿果，通淋止血用灯芯。陈艾治气痛红崩，证偏虚冷；伏龙疗诸血吐泻，尤利妊娠。凤尾地柏雷同，止血消炎并妙；鸠窝鸡爪相似，清肠止血皆能。行瘀止血须桃草，崩带肠红用二椿。痰多出血寻湖广，止血散云有问荆。疗诸血而止带淋，须投藕节；凉血分而除呃逆，则有柿根。苏铁叶功专止血，用其化效在固精。

15. 活血祛瘀药

跌损瘀伤痈肿，溃疡血滞痛经；祛瘀活血急用，调畅气机辅行。泽兰消痈活血，益母降压调经。半枝莲治癌症肝炎均妙，血见愁对蛇伤淤痛有灵。牛膝根通经利尿，月季花去瘀生新。解毒排脓须皂刺，祛瘀降压用桃仁。水蛭虻虫，峻攻猛破；蟑螋螂粉，拔毒化癥。棉花靛善活血平喘，一枝蒿治蛇咬瘀停。鸡眼草治牙痛肠炎痢疾，大血藤善祛风除湿通经。破血丹消痈活血，指甲花解毒催生。透骨消善解毒行瘀，故治肺痛跌损；佛顶珠治痔疮目翳，更兼黄疸遗精。活血消炎，铁马鞭和散血草；行瘀利尿，红乌臼与狗牙根。肠炎喘咳失眠，淋带外伤酸浆草；肝炎淋浊风湿，出血喉疼乌泡根。扭伤脱臼催生，瘰疬都求檬子树；经闭肾炎乳少，失音并用铁莲藤。马甲根止痛行瘀有效，马甲叶消痈解毒可珍。

16. 补气药

脾气若虚，食少腹满；肺气不足，少气懒言；补气之药，其味多甘。健脾补肾固精，怀山乃诸虚良药；多汗脾虚水肿，白术使中土健全。泡参生津益气，大枣补气消斑。降血压、益气津，黄精独好；止遗精、疗崩带，娃拳可观。土人参治劳伤、干咳头晕气短；鸡屎藤疗结核、风痹胃弱肝炎。面根藤通乳生津，并治带淋虚喘；臭牡丹健脾解毒，且能利水平肝。白带头晕紫茉莉，消炎抗菌鱼鳅涎。利水健脾推鳝鲫，除疹止血总齐观。

17. 补血药

嘴唇苍白，面色萎黄；耳鸣心跳，血虚此详。制首乌治不寐遗精，兼疗白发；生白芍敛阴止痛，并泻肝阳。失眠白发眼花，滋阴可取桑椹子；盗汗遗精崩漏，补血须投熟地黄。全当归补血调经，又可润肠通便；无花果养阴止血，堪疗便秘痔疮。

18. 补阴药

口渴舌红苔少，头晕盗汗骨蒸；此类阴虚症状，甘寒之品足称。花粉活血化痰，生津抗孕；天冬养阴清热，利尿强心。麦门冬生津复脉，女贞子补肾滋阴。养阴止血旱莲草，补肾祛风桑寄生。明目益精枸杞子，生津退热水芦根。龟板益阴。潜肾阳之外越；獭参补水，敌壮火之强横。益气生津，阴笋治脱肛消渴；健脾补肾，豇豆疗水肿遗精。梨皮治痢疾和干咳，鳝藤解毒热而养阴。解诸毒而补诸虚，蜂糖两具；有是病方投是药，百症堪平。

19. 补阳药

若问阳虚诸候，尿频阳痿腰酸，虚喘带淋皆是，治疗补肾为先。胡桃润肠，喘咳腰疼亦用；仙茅补肾，壮阳除湿可观。带痿尿频宜韭子，肾肝诸损用胎盘。双肾草与地棕，均治虚喘遗精，并疗带浊；苏铁根与巴戟，皆能固精温肾，振奋下元。棉花子能催乳止带，淫羊藿治阳痿失眠。蘘荷功效，地棕一般。

20. 消导药

消化不良胀满，处方消导为高。除胀祛痰莱菔子，肝炎胃弱隔山撬。麦芽化食回乳，谷芽既补又消。遗精结石食停，鸡内金效大；吐泻腹疼胀满，抱孙谷力饶。

21. 温化寒痰药

阳虚水聚寒痰，治宜温化；补肾健脾燥湿，法对病因。喘咳胁疼金沸草，祛风解毒毛大丁。半夏燥湿祛痰，更长止呕；皂荚豁痰开窍，善治失音。白芥子祛痰活络，草蟆子平喘定惊。若问杏叶防风，功在散寒解毒除湿；异名骚羊之骨，善疗瘰疬风痹食停。

22. 清化热痰药

浓痰热咳，用药宜寒。祛风降气利痰，前胡功却好；停饮结胸便燥，瓜蒌力可宣。大小肺经，都疗燥咳；地蜈三白，化饮消痰。鼠曲草能降压清肠，且疗热咳；鲜竹茹能涤痰止呕，又善除烦。石竹根治久咳耳鸣，并益脾虚食少；吉祥草疗瘰疬喘咳，且治肾盂肾炎。枇杷根下乳祛风，虚咳用之亦效；梨树根利痰平喘，疝气服之亦安。马兜铃祛痰降气，枇杷花异曲同弦。

23. 止咳平喘药

久咳须止，气喘宜平。降气化痰，枇杷叶；润肠平喘，苏子杏仁。桑白皮通淋降逆，芸香草平喘舒筋。花生壳与冬青，均治血痰咳逆；野颠茄和荭草，能使瘀散喘平。

24. 养心安神药

健忘心悸，多梦失眠；治疗有法，养心柔肝。松叶能安神止血，柏仁治不寐便难。活血宁心，化痰止咳宜瓜子；安神接骨，解毒消瘀有合欢。夜交藤安神止痒，高粱子入睡祛痰。

25. 收涩药

多汗脱肛久泻，崩淋遗尿滑精。治疗原则，收敛当循。蚌壳止带制酸，更治肝脾肿大；河蚬化痰利湿，又兼制泌消癥。鸡蛋壳制酸补钙，桑螵蛸补肾固精。白果治肺痨和带浊，莲子益脾肾而养心。秧泡根消炎止血，浮小麦敛汗除蒸。清肠平喘胡颓子，崩带脱肛大力根。敛汗疗崩燕麦草，涩肠解热山栀仁。疗红崩白带痔疮，鸡冠之花与子；能止泻固精敛血，刺梨之果与根。青杠果治肠风虚泻，棕树根疗宫脱血崩。敛汗安胎宜糯稻，肾虚淋带用关门。

26. 驱虫药

钩蛔害烈，次属蛲鞭。楝根皮与鹤虱同功，驱蛔蛲有效；南瓜子与榴根相类，杀绦虫不难。大蒜治钩虫，还解肺肠之毒；扁竹除蛔患，更消喉舌之炎。脱肛黄疸痔疮，蛔虫都投案板草；清热杀虫平喘，利尿同取白杨煎。若问昏鸡头，则有疗崩解毒、杀诸虫之效；别名小贯众，用于瘟疫疮痈、原虫痢可观。

27. 外用药

熏洗涂敷外症，散瘀解毒之功。辣子槿皮擦癣，脚莲石蒜敷痈。苦树断肠，杀虫止痒；文殊麻柳，解毒祛风。剪刀草治蛇伤肿毒，白芷粉加效确功宏。

古方活用

一、古方今病，适证则能——临床应用仲景方的体会

金代医家张元素有"运气不齐，古今异轨，古方今病，不相能也"之说，这对于解放思想，批评泥古不化，推动医学发展，无疑都是有其积极意义的。但无论古方、今方都必须根据具体病人的病因、病机、病位、病势、体质、年龄和所处的地理环境以及当时的季节气候等来决定其宜用与禁忌，如概以方之古今来划定与病是否相能，未免失之偏颇。如果方与病情相合，古方仍有奇功；方与病情相违，今方也无效果。所以，就方的本身来说，是没有上下之分的。方与病合为上，反之为下。吴鞠通先生对此理解颇深，他著的《温病条辨》一书，根据初步统计共载 206 方，其中采用了《伤寒论》和《金匮要略》的全方 32 方，加减方 14 方，共 46 方。其中《伤寒论》中少阴咽痛共四条 5 方，吴氏移用了三条 4 方。而对治疗温病邪已入营的清营汤反有"舌白滑者，不可与也"之戒；下焦篇第 17 条则有"壮火尚盛者，不得用定风复脉；邪少虚多者，不得用黄连阿胶汤；阴虚欲痉者，不得用青蒿鳖甲汤"之论，并明确提出"此诸方之禁也"。无怪乎朱彬评论吴氏："见其治疾，一以仲景为依归，而变化因心，不拘常格，往往神明于法之外，而究不离乎法之中，非有得于仲景之深者不能。"朱氏之言，诚非过誉！同理，在仲景当时，以其所采集的方或自制的方去治疗当时的疾病，就是"今方治今病"了，但就其明确在一定的情况下禁用的方就有桂枝汤、大青龙汤、栀子豉汤等十多个方剂。这些，对于我们学习古今医籍都是很有启发的。

我在临证时曾采用《伤寒杂病论》方治疗过一些较为疑难的病证，取得良好效果，现陈数例如下，以就正于同道！

1. 芍药甘草汤的应用

本方见于《伤寒论》29条（条文编号系根据上海中医学院伤寒温病教研组校注的明代赵开美复刻的宋本《伤寒论》而来，下同）。原文系用它来治疗里虚误汗的变证之一"脚挛急"的，近代以之治疮痈、瘙疹、肝胆疾患和多种胃肠病效果良好，各地医刊均有报道。我则本《素问·气厥论》"脾移热于肝，则为惊衄"和《素问·至真要大论》"热者寒之"之理，用本方加大黄治疗他药无效之鼻衄，每获奇效。成人用量一般为白芍30g，甘草6g，大黄12g，水煎五六沸，俟药冷，服半茶碗。因衄而体虚甚者，加南沙参（泡参）60g，大黄减为9g。但不可畏虚而去大黄，因衄不止则虚益甚，吴鞠通谓"无粮之师，贵在速战"是很有深义的。

2. 芍药甘草附子汤的应用

本方见于《伤寒论》68条，本条条文为："发汗病不解，反恶寒者，虚故也，芍药甘草附子汤主之。"对本条的"发汗病不解"大约有三种意见：一种认为是表证未解。柯韵伯便是其中之一，他说："发汗后反恶寒，里虚也，表虽不解。急当救里。"一种认为"不"字是衍文，即认为"发汗病不解"应为"发汗病解"。《医宗金鉴》便是其中之一，它说："发汗病不解之'不'字当是衍文。盖发汗病不解，则当恶寒，今曰反恶寒者，正所谓病解之义也。病解恶寒，始谓之虚。"一种认为是表邪已解，而另现"恶寒"一症，"不解"是对"恶寒"说的，并非表证不解。钱天来便是其中之一，他说："发汗病不解者，发汗过多而阳气虚损，故生外寒，仍如未解之状也。"钱氏的说法与《医宗金鉴》似异而实同，只是对"不解"二字的含义有不同的理解而已。

1982 年 6 月三台县某局局长突患感冒，出现头痛、恶寒、发热、咳嗽等症，服西药后恶寒加重，连连呃逆不休，余症悉解；复以解痉、镇静之西药与服，初服一次呃逆可停四小时左右，继则只能停一二小时，甚至更短，改服丁香、柿蒂为主组成的中药药方，病情如故，再求针灸医师治疗，针后呃逆即止，抽针十多分钟后，大作如前。连续三昼夜，寝食俱废。延余往治。诊见患者面色青黄，身穿棉服，呃逆时作，连声不断；问其素体，知其阳虚畏寒。舌淡，苔白润，脉细数无力。"发汗病不解，反恶寒"之症跃然眼底，但呃逆不休则为经文所无，纯用芍药甘草附子汤恐难制其所苦之主症——呃逆，如再迁延，病人益难支矣。于是佐枳实、大黄导气下行，以平冲逆之气。疏方：

白芍 30g，甘草 15g，制附片 15g，枳实 12g，大黄 10g，水煎，初服 5 汤匙，日温服 4 次。

当晚病人安卧，次日复诊，呃逆不作，脉不数而仍细弱。原方去枳实、大黄再进，以巩固疗效。三诊以附子理中汤善后。由此更加相信钱天来氏所解是完全正确的，仲景制方是非常精当的。

3. 四逆汤的应用

本方初见于《伤寒论》29 条，其后尚有十条条文提到主用或宜用四逆汤，用之以治阳虚欲脱、阴寒弥漫而出现的四肢厥冷、下利、脉微诸症。

1954 年盛夏，有邓姓农民，年可四十，平素身体健康，忽患喉痹，邀余往诊。症见恶寒发热，口涎长流不绝，无汗，口不能张大，无法察其咽喉，自言患部疼痛，饮食时更甚，有梗阻感，即投荆防败毒散嘱煎服一剂。服后汗出，余症不减，改投麻黄附子细辛汤，汗出较多，喉痹加重，汤水不入，惟可慢咽稀麦糊数口。审其脉沉细数，局部疼痛不甚，即疏制附片20g（盐水炒），干姜6g，甘草12g，桔梗6g，浓煎，取药两汤匙，麦糊四汤匙，和匀，慢咽至不能咽下为止，稍停又咽，半日后即能缓缓饮药，能咽麦糊半碗；次日，饮食无阻，进调理之剂善后。

过去，我虽然知道少阴之脉"循喉咙，挟舌本"这一经络循行道路，也注意到了咽喉疾病多责之肺肾，但在治疗急性喉痹时，常常采用寒则荆防败毒、麻辛附子等方加减，热则银翘马勃、普济消毒等方加减。邓某之病用过去曾屡用有效之方，无效反剧，忆《伤寒论》317条有通脉四逆汤加桔梗治咽痛之文，陈修园《医学实在易》有"喉痹生蛾导赤散，四逆从治继针砭"之句，欲以通脉四逆汤加桔梗治之，但以通脉四逆汤之干姜重于甘草，时逢盛夏，患者又见汗多，恐非所宜，乃以甘草重于干姜之四逆汤加桔梗投之。况证非"阴盛格阳于外"，脉又不至"微欲绝"之程度，自应师其法而不泥其方，故用之即获显效。以后用于相同、相近的病，效果亦佳。进而领悟到读书贵在变通，并深信中医的方剂是经得起重复的。

4.苓桂术甘汤的应用

本方见于《伤寒论》67条，主治伤寒发汗或泻下后，阳气内虚，水饮停蓄中焦，出现"心下逆满，气上冲胸，起则头眩"诸症；《金匮要略》用治"心下有痰饮，胸胁支满，目眩"及短气有微饮之证。近世除用于痰饮、水肿外，还常用于头目诸疾之属于脾虚湿盛者，常取得满意疗效。

1958年5月，一青年农民误坠身于水井，经邻人救起，置腹牛背倒出胃中停水，移时即能语言，但腹大如鼓，每餐只能吃稀粥一碗，多食则呕，头昏倦怠，服中西药十余日无稍效，延余往治。诊见舌脉一如常人，叩诊腹部鼕鼕然不坚，知为水伤脾胃，气滞不行，非水蓄于中甚明。检视前方全为行气导滞之治，如循前法以进，必同隔靴搔痒，断无稍效。因思此人气滞源于气伤，其本属虚，故行气则徒增其虚，补虚必益助其胀。《素问·征四失论》说："诊病不问其始，忧患饮食之失节，起居之过度，或伤于毒。不先言此，卒持寸口，何病能中？"明示人诊治疾病必须找出致病的原因。本例患者，气伤缘于溺水，水为阴液，所伤的对象必是阳气，阳气伤则运转无力，形成气滞而胀之证。因拟温中助阳，补而不滞之苓桂术甘汤为治。方用茯苓30g，肉桂12g（打碎），白术30g（切片），甘草12g，水煎五沸，温服半茶碗，一日4次，嘱忌生冷硬辣食物。1剂病减。连服5剂，平复如故。

经文所示本条的病因为汗下引起的变证，主症为"心下逆满，气上冲胸，起则头眩"。由上病例可以看出，形成"心下逆满"诸症的原因，不一定都是误汗、误下的结果，其他原因亦可导致。而本例的"腹胀大"与经文中的"心下逆满"；"多食则呕"与经文中的"气上冲胸"；"头昏倦怠"与经文中的"起则头眩"，其症状相似，病机相同，故本例用苓桂术甘汤能获良效。

5. 小建中汤的应用

本方见于《伤寒论》100条和102条，用治"伤寒阳脉涩，阴脉弦"

巴蜀名医遗珍系列丛书

的"腹中急痛"和伤寒"胸中悸而烦";《金匮要略》用之以治"虚劳里急,悸,衄,腹中痛,梦失精,四肢酸痛,手足烦热,咽干口燥"诸症。我们读了《伤寒》《金匮》中这类条文,已知仲景早为我们树立了异病同治的典范,启发我们在"谨守病机"的基础上去扩大古方的应用范围。历代用此方以治脾胃病和虚损病的病案较多,如王旭高、曹颖甫诸师都有这方面的病案传世。

1962年,有22岁女生曹某来诊。主诉入春后面部潮热,食欲减退,腹时隐痛,形体渐瘦,月经错乱、量少,大便干燥,舌红、苔白,脉细弦数。服养阴清热、活血和胃诸药,初服见效,久服无效,辗转数月,病情加重。一日突发腹中剧痛,食入即吐,急送某医院治疗,外科误诊为"阑尾炎",立即剖腹,拟作摘除手术,检视却为"结核性腹膜炎伴肠粘连",遂缝合伤口,进行抗痨治疗。经时月余,每餐能食稀粥50g,仍见潮热,消瘦,心悸多梦,腹时隐痛,大便干燥,月经停闭,转就余诊。舌质紫暗,苔白润,脉弦细数。见症与《金匮要略》所述基本一致,诊为虚劳里急,气阴两虚,肝郁脾虚,气滞血瘀,拟小建中汤加减。桂枝10g,白芍20g,黄精30g,生首乌30g,黄芩12g,黄连6g,山楂肉20g,甘草6g,蜂蜜120g,夏枯草30g。蜂蜜分六次冲服,余药水煎,每服大半茶碗,一日夜4次。每二日1剂。1剂而大便通调,食量稍增;5剂而潮热、腹痛消失;续服至15剂,眠食均转正常,即转以四君子汤加制首乌、山药、黄连、陈皮、白及、女贞子研为细末,蜂蜜为丸,调治5月,形体丰腴,月经来潮。现在新疆工作,身体健康。

6. 四逆散的应用

本方见于《伤寒论》318条,原文系用它来治"少阴病,四逆,其人或咳，或悸，或小便不利，或腹中痛，或泄利下重"之证的。近代王占玺医师用本方加味治疗某些肝脏胃肠疾病、偏头痛和月经不调等病证，均有良好效果（见《伤寒论临床研究》1983 年 6 月版 373～378页）。余则以此方加味治疗疝气，收效颇佳，特别是小儿疝气治验颇多，一般连服 2～4 周即愈，即成人亦有治愈的。

1972 年 11 月，余诊一雷姓农民，年 49 岁。自述右侧阴囊素有"狐疝"，近因感冒剧咳，阴囊突起一物不能自还，初如鸽蛋大小，半天后如鹅蛋大，坠胀疼痛，经某医用抗生素治疗 3 天，咳嗽渐愈而阴囊之疝如故，因来求治。余恐病情剧变，因嘱转外科诊治，患者坚持服中药后再议。视其舌脉均无显著变化，乃以四逆散加味治之。柴胡、甘草、黄柏各 15g，荔枝核 18g，白芍、枳实、铁线草、黄花根各 30g，水煎，每服一茶碗。一日 4 次，嘱卧床休息。2 日 1 剂，连服 3 剂，疝气全消。即于原方中减枳实量为 15g，加黄芪 30g、五味子 12g，煎服 5 剂，巩固疗效。

"疝"，这一病名。首见于《内经》，其出没无常者，称为"狐疝"，发病与足厥阴肝经有关，故《灵枢·经脉》篇足厥阴肝经有"是主肝所生病者，狐疝"的记载，《素问·四时刺逆从论》有"厥阴滑则病狐疝风"之说。四逆散虽列于少阴篇，主治"阳郁不宣，四肢不温"之证，但以其方药进行分析，可知用于肝脾、肠胃的某些疾患也是很有效的。既然"狐疝"与肝经有直接关系，四逆散又可治疗肝经疾患，故我选用四逆散加味来治疗疝气。《医宗金鉴·幼科杂病心法要诀》说小儿疝证"多因先天不足，本脏虚弱，复因外感风邪，内食生冷，寒邪凝滞而成者有之；或因湿热郁于中，复被寒邪，邪气乘虚并于血隧，流入厥阴，厥阴属肝，其性急速，故牵引睾丸，少腹绞痛也"。本病的临床表现，多虚实并见，寒热证型不显。惟其"虚"，故气下坠；惟其"实"，故胀而痛。方用柴胡、甘草、黄花根之升，使下坠者上升；用白芍、枳实、黄柏、荔枝核之降，使结留者消散；以铁线草之通络行滞，使升降之药各能充分发挥作用，故用之奇验。治疗期间忌负重及过多的活动，冬日治疗较夏日治疗效果为佳。

7. 桂枝加龙骨牡蛎汤的应用

本方为《金匮要略》血痹虚劳篇用治"男子失精，女子梦交"的主方，后世用之多验。

余于1968年秋治一半岁小儿搐搦症，其痫日发十余次，每发仅十余秒即止，曾服中西药月余，效果不显。病家言此儿汗多，睡后容易惊醒。余诊为心神虚怯，神浮汗脱。心为身之大主，"主明则下安"。今神虚无主，则抽搐频作；汗为心液，神虚失制则汗常自出。因拟桂枝加龙骨牡蛎汤以宣通心阳，安镇心神，又恐甘涩碍胃，故加麦芽佐生姜以和胃气，胃和而卧发，亦可助龙、牡以安神。

以上仅是个人临床经历之一部分，在中医临证的广阔沧海里，仅为无足轻重之一粟。但我因此而体会到：①仲景谨守病机，深谙药性，制方谨严，对于方药的剂型、煎法、服法以及将息调理等，都有精当的要求，如能按法用方，效果是非常显著的。②《伤寒杂病论》中的方剂，在病机相同的基础上，可以治疗很多病证，条文所列的病证，仅是一部分内容。在异病同治方面，仲景已为我们树立了楷模。如吴茱萸汤既可用于阳明病的"食谷欲吐"，又可用于少阴病的"吐利，手足逆冷，烦躁欲死"，还可用于厥阴病的"干呕，吐涎沫，头痛"，其他不少方剂都有类似用法。③应用经方一般最好是忠实地照用原方，对其药物、用量及煎服法等均不宜轻易改动，但亦应根据具体情况予以加减化裁，不宜胶柱鼓瑟，以病试方。④经方不是万能，对一些不适宜用经方的病证，应果断地采用汉后各家方剂或据病情另组新方，不可食古不化，贻误治机。⑤创制新方，应师仲景谨严制方的法度。

二、古方新用之一

从单味药治病到组成方剂治病，是中医学一大发展。方剂的配伍原则——君臣佐使形成之后，使它能充分发挥治疗作用，消除或减少与此相反的毒副作用。古方多是按照配伍原则组合而成的，所以许多方剂一经问世之后，便一直为业医者所乐用，延久不衰，成为名方。

张元素的"古方今病不相能也"之说，虽然对开扩思路，另制新方有其积极意义，但也未免失之偏颇。我意方无今古，与病情相适应的就相能，不相适应的就不相能。检验方剂与病是否相能的唯一标准，只能是方病是否适应，舍此别无他法。关于这个问题，我在《四川中医函授》1984年5月号上曾发表了《古方今病适证则能》一文阐述了上述观点，并介绍了我在临床上应用《伤寒论》中的芍药甘草汤、芍药甘草附子汤、四逆汤、苓桂术甘汤、小建中汤、四逆散治疗《伤寒论》所列的主治病证以外的一些病证，收效良好。现再将我在临床上应用古方的部分心得简介于下，以就正于同道。

1. 虚寒性胃痛治宜大建中汤

大建中汤见于《金匮》腹满寒疝宿食病篇，方由人参、干姜、蜀椒、饴糖四味药组成，主治"心胸中大寒痛，呕不能食，腹中寒，上冲皮起，出见有头足，上下痛而不可触近"诸症。其病机为"心胸中大寒"，呕痛、成象诸症，皆由这一病机而致。我常把握这一病机，用本方略事加减，治疗虚寒性胃痛。处方：

党参 15g，高良姜 10g，川椒 3g，山楂 15g，水煎，每次取药液 150mL，冲入蜂糖 30g，1 日 3 次，饭前服，2 日 1 剂。

病解，用参苓白术丸一料，续服 1 月，巩固疗效。

2. 肝胃不和的胃痛治宜奔豚汤

奔豚汤见于《金匮》奔豚气病篇，方由当归、川芎、白芍、黄芩、半夏、葛根、甘草、生姜、甘李根白皮九味组成。主治"奔豚气上冲胸，腹痛，往来寒热"诸症，其病机为"奔豚气病发于肝"。我常用之以治肝胃不和之胃痛。处方：

当归 12g，川芎 15g，白芍 24g，黄芩 12g，半夏 12g，葛根 12g，甘草 6g，生姜 10g，甘李根白皮 30g（如无甘李根白皮，可用桑白皮 30g 代），水煎，每服 180mL，1 日 3 次，饭前服。

痛解，如为消化系溃疡，用我所拟的溃疡散促其愈合，巩固疗效。处方：党参、白术、苡仁、麦芽各 50g，黄连、小茴香、甘草各 30g，怀山药、芡实各 100g，胡麻仁、鸡蛋壳（洗）各 200g，黄豆 500g（炒熟）。前 10 味共焙脆。除胡麻仁、黄豆分别研为细末外，余药合研细末，过罗后和匀。每服 10g，1 日 3 次，均于饭前半小时蜂蜜水送服，连服 3 个月。

3. 气滞胃痛久不愈治宜百合汤加味

百合汤见于陈修园《时方歌括》，方由百合 30g，乌药 10g 组成，主治"胃脘疼痛、服热药更甚者"，其病机为气郁化热。我则根据这一病机用本方加黄连、香橼各 6g，天冬 30g，治疗胃虚气滞而痛，经久不愈，攻补两不可施之证。痛止，可酌用参苓白术丸或溃疡散（均见前）以善其后。

以上是我治疗慢性胃痛的常用三方，如能辨证治之，均可收到良效。此类疾病在疼痛剧烈时，药物治疗是主要的；痛解则药物治疗为次，慎饮食，畅情怀，又是主要的了。欲其痊愈，不能单纯依赖药物。

4. 桂枝汤加羚羊角治婴儿搐搦

桂枝汤为《伤寒论》第一方，由桂枝、芍药、甘草、生姜、大枣组成，主治"太阳中风"之证，其病机为"营卫不和"。我常根据这一病机用本方加羚羊角磨汁冲服（如无羚羊角以水牛角代）以治婴儿搐搦症，效果颇佳。其症为搐搦日数发或日数十发，发时眼闭，头后仰，手足搐搦，一瞬即止。续服至病愈。如一服病止，可续服数剂，巩固疗效。阴虚有热者，倍芍药加知母；睡熟易醒用桂枝龙牡汤。

5. 真人活命饮治痄腮

真人活命饮，又名仙方活命饮，此方出自薛己的《校注妇人良方》，由金银花、防风、白芷、贝母、赤芍药、当归尾、穿山甲、皂角刺、乳香、没药、天花粉、陈皮、甘草组成，主治疮疡肿毒初起、红肿焮痛之症。此乃热毒凝聚、气滞血瘀所致。我则根据这一机理，用之以治痄腮初起，疗效颇佳。但如见热盛伤阴者，则又非本方所宜，当以吴鞠通之加减普济消毒饮投之。

巴蜀名医遗珍系列丛书

6. 阳和汤治风湿及痰核

阳和汤出自王维德的《外科证治全生集》，方由熟地黄、肉桂、麻黄、鹿角胶、白芥子、姜炭、甘草组成，主治阴疽流注诸病。此为营血虚寒，寒凝痰滞所致。我则根据这一机理，用本方以鹿角片易鹿角胶加蜂房、知母，治疗虚寒性风湿痹痛；加红花、桃仁、鸡血藤、黄柏治疗痰核（腱鞘囊肿），效果均佳。但用量甚为重要，不可忽视。前者常用量为：熟地黄30g，肉桂6g，炮姜10g，麻黄10g，鹿角片30g，白芥子15g，甘草12g，知母30g，蜂房15g；后者常用量为：熟地黄30g，肉桂6g，麻黄6g，鹿角片30g，白芥子30g，炮姜6g，炙甘草6g，桃仁12g（打碎），红花12g，鸡血藤30g，黄柏12g。均用水煎服至病愈。

一方多用，仲景先生为我们树立了典范，如用肾气丸治疗脚气、虚劳、痰饮、消渴、妇人转胞；葶苈大枣泻肺汤既用于支饮，又用于肺痛。这是中医的"异病同治"。而这种"异病"只有在病机相同的情况下才能"同治"，绝非泛泛无归，任意去取。

熟记名方，一方面是为了临证时便于应用，另一方面是为了熟练地掌握配伍之法，便于临证时根据不同病情自组新方。古人所介绍的适应证是有限的，所以应根据病机扩大应用范围；随着时间的推移，新的病种不断出现，所以应根据病机和配伍原则自制新方，才能应付裕如。

三、古方新用之二

业师应用经方的经验，归纳有三：一是谨守病机，深谙方理药性；二是对方药的剂型，煎服方法，将息调理等如法施用；三是加减化裁有据，用量轻重得体。可谓得心应手，独具匠心，兹简介如下。

1. 脾不统血，善用甘草干姜汤

出血症，系内科常见急症。业师认为，出血原因复杂，非独火热为然。如见病程较长，血色暗淡，伴四肢不温、面色萎黄、舌淡红、脉沉细者，多属脾虚不能摄血，即孙思邈所云："阳虚者阴必走。"其治当补脾摄血。因脾主统血，气能摄血，倘脾阳不足，则脾气亦虚，失去统摄之权，血从上溢而为吐衄，血从下行而为便血。业师强调，此类出血，其病标为出血，病本为虚寒，治当标本兼顾，补阳以护阴，寒凉之剂不可轻投。若不从病机着眼，一味使用阴柔苦寒止血之品，则有碍脾气运化，更损统血摄血之力。惟有温中健脾与止血之品同施，收效始捷。治疗多选用《金匮要略》甘草干姜汤配仙鹤草温阳益气健脾，以复脾气统血、摄血之权。一般加白茅根凉血止血，反佐一味黄芩既缓炮姜燥烈之性，以趋利避害，又寓清肝止血，防木贼土；配枳壳一味对上逆之血有苦降之功。业师用本方治愈多例出血症，收效甚佳。

如治谭某，男，38岁。近4年来反复咳嗽、吐痰、咯血。1992年5月病情加重，时而痰中带血，时而咯血盈碗。曾先后在两家医院诊为支气管扩张症。住院治疗三月不见好转。诊见血色暗淡，舌淡红，苔薄白，脉沉细缓。诊为脾不摄血。方用甘草干姜汤加味。处方：炮姜30g，甘草15g，仙鹤草50g，白茅根50g，黄芩30g，枳壳15g。连服2剂血止，仍咳嗽吐痰。原方加泡参50g，制南星12g，浙贝母30g。连服5剂痊愈。

2. 肾寒咳嗽，麻辛附子汤合拍

《灵枢·经脉》篇云："肾足少阴之脉……从肾上贯肝膈，入肺中循喉咙，挟舌本。其支者，从肺出，络心注胸中。"肾寒犯肺，或暴哑，或咽痛，或咳嗽，多卒然而起。业师认为，此为元阳下亏，水冷金寒。因肺与肾属子母之脏，呼吸相应，金水相生，若阳亏于下，寒邪乘虚而入，循经入肺，故发咳嗽。其咳虽在肺而根在肾。其症舌淡苔白，身必恶寒而脉沉弱，痰常清稀而味咸。业师常用麻黄附子细辛汤助阳祛寒，使阴寒冰消，以治致病之本；反佐黄芩以清肺降逆，配桔梗开肺升散。验之临床，每收著效。

如治赵某，女，41岁。因咳嗽吐痰1月，于1992年12月3日初诊。1月前因气温下降受凉，初期恶寒发热，随即咽痒，咳嗽，咳声不爽，吐清稀痰涎。注射青霉素、口服化痰止咳西药半月不见好转。来诊时咳嗽加剧，吐少量稀痰味咸，背及下肢发凉，舌淡红，舌苔边薄白，中微黄滑，脉沉细涩。为寒客少阴，循经入肺，肺气不宣而咳。治以助阳宣肺，化痰止咳。方用麻黄附子细辛汤加味。处方：麻黄10g，附片15g，细辛6g，制南星15g，黄芩30g，桔梗20g，甘草15g，鱼腥草30g。患者服上方2剂收效不显。病重药轻，难以为济。二诊时附片、制南星均加至30g，服后病情好转，惟倦怠，易出汗，后服补脾益肾之品善后。

3. 胃肠痉挛，四逆散药合病机

胃肠痉挛，多由肝脾气滞，疏泄失职，横逆犯胃侮脾，致脾胃升降失常而引起脘腹绞痛。由于病程长，"久病入络"，瘀结易于阻滞脉络，故其疼痛剧烈而有定处。业师常用四逆散调畅气机，缓解挛痛，一般加鸡血藤、红花、丹参、牛膝活血化瘀，屡获奇效。

如治高某，女，48岁。1953年秋开始出现心窝部剧痛，痛时辗转反侧，欲吐欲泻，痛苦难言。一般1年一发，近6年来发作时间逐渐缩短，多则半年一发，少则3～4月一发，发则1月左右方愈。此次发病已半月，曾去某中心医院住院治疗1周不见好转。自诉心窝部呈收缩样剧痛，痛时干呕欲泻，不思饮食，大便秘结。诊见神疲形瘦，面色不华，舌紫暗，苔黄润，脉弦细。证属肝郁气滞，热郁血瘀，治以疏肝和胃，清热活血，方用四逆散加味。药用柴胡、枳实、甘草各15g，党参、白芍各50g，丹参100g，红花10g，鸡血藤、神曲、黄芩各30g。患者服上方2剂痛止，饮食增加。原方去红花、鸡血藤，丹参减至30g。又服3剂，诸症消失。随访至今未复发。

（张耀 整理）

四、血府逐瘀汤新用

1. 肝破裂术后血肿发热

邓某，女，22岁，工人。1992年1月5日初诊。

患者于2月前从井架上坠下致肝脏破裂，随即行肝脏修补术。住院27天后，切口Ⅰ期愈合出院。出院后，患者出现右肋胀痛，低热（每日体温在37.5℃～38℃之间），服中西药治疗月余，罔效。经某医院CT检查，见肝右叶有3.4cm×2.7cm血肿一块，求治于师。刻诊：右侧胸胁部胀痛，低热，面色萎黄，神疲乏力，舌质暗淡，舌苔白，脉沉细涩。辨为术后血瘀，兼气血不足。予血府逐瘀汤加味治之。药用：

柴胡15g，当归15g，川芎15g，赤芍30g，生地黄30g，桃仁15g，红花12g，枳壳15g，桔梗12g，牛膝12g，丹参30g，党参30g，甘草6g。3剂，水煎服。2日1剂。

服药3剂，胸胁胀痛明显减轻。继服14剂后，热退、痛止。CT复查，肝脏未见异常。继以五味异功散加丹参5剂，以扶正。随访，未见不适。

按：该患者因外伤致肝脏破裂，术后血虽止而瘀未去，郁遏化热，故见低热；瘀阻肝脉，故见胸胁疼痛；伤后失血过多，气血亏虚，故见神疲乏力，面色萎黄，舌质暗淡。师云："此瘀血内停也，瘀不去则热不退；瘀热不消则诸症难除。治应活血化瘀。"方用血府逐瘀汤加丹参活血化瘀，佐以党参益气扶正，诸药合用，共奏活血化瘀扶正之功。药证相符，收效亦彰。

2. 失眠

左某，女，36岁，个体商人。1991年12月12日初诊。

患失眠3年，近2月彻夜不寐，服中西药治疗，疗效不佳。诊见：情志抑郁，心烦，彻夜不寐，头晕，身倦乏力，目眶暗黑；月经50余天一行，量少，点滴而止，颜色紫暗；舌质暗淡，舌苔薄白，脉沉细涩。辨为气滞血瘀。予血府逐瘀汤加味。药用：

柴胡15g，当归15g，川芎15g，赤芍15g，生地15g，桃仁12g，红花12g，苏木12g，牛膝15g，枳壳15g，甘草6g。水煎服，2日1剂。

服药2剂，夜间能入睡4小时许，诸症明显减轻。药中病机，原方加丹参30g，续服2剂，睡眠正常。继用逍遥散加丹参，调理2个月经周期（月经来潮前3～4天服药，至月经干净后停药），现月经正常，睡眠亦佳。

按：失眠一症，一般认为多由心脾两虚，阴虚火旺，痰火扰心等原因所致。然业师认为，血瘀亦致失眠。凡失眠日久不愈，或服其他药物治疗无效，或见舌质紫暗，脉沉涩或弦者，业师均予血府逐瘀汤，屡用皆效。该患者失眠日久不愈，又见月经后期、量少色暗，舌质暗，脉沉细涩，血瘀之证显，故服之而愈。

3. 慢性睾丸炎

任某，男，35岁，教师。1991年12月14日初诊。

患右侧睾丸肿胀疼痛1年4个月，经某医科大学附属医院检查，诊为"慢性睾丸炎"。曾服龙胆泻肝汤数十剂，以及氟哌酸、青霉素等治疗，罔效，求治于师。查见：右侧睾丸肿大约7cm×3cm，表面光滑、压痛、局部微热。兼见右睾重坠胀痛，舌质暗红，舌苔黄腻，脉缓。辨为瘀热夹湿。予血府逐瘀汤加减。药用：

柴胡15g，当归15g，川芎15g，生地黄15g，牛膝15g，红花15g，桃仁15g，赤芍30g，黄柏15g，橘核15g，苍术30g，夏枯草30g，蒲公英30g，甘草6g。水煎服，2日1剂。

服药8剂，右睾胀痛消失，睾体明显缩小，舌苔转薄。原方去苍术加党参30g。续服17剂，诸症消除，右睾形貌复常。

按： 肝经抵少腹，绕阴器。该患者右睾肿胀疼痛、局部微热，舌质暗红，舌苔黄腻，属肝经湿热夹瘀之证。业师云："无瘀不红肿。"故前医用龙胆泻肝汤治疗，虽说对症，但该方有活血化瘀不足之嫌，故服之效果欠佳。方用血府逐瘀汤理气活血化瘀；苍术、黄柏、夏枯草、蒲公英清热解毒除湿。诸药合用，使湿热清、瘀血散，肿胀自消。

4. 肋间神经痛

李某，男，32岁，工人。1992年2月22日初诊。

患左侧胸部胀痛2年。经胸部摄片、心电图、超声心动图检查，心肺未见异常。西医诊为"肋间神经痛"。曾服中西药治疗，未能见效。

症见：左侧胸部胀痛，时痛时止，每因情绪紧张而发或加重，用手搏击胸部则舒；舌质暗红，舌苔薄白，脉弦。辨为气滞血瘀。予血府逐瘀汤加味治疗。药用：

柴胡15g，当归15g，川芎15g，生地黄15g，枳壳15g，桔梗15g，桃仁12g，红花12g，牛膝15g，赤芍30g，丹参30g，甘草6g。水煎服，2日1剂。

一剂知，三剂已。随访无恙。

按： 肋间神经痛临床常见。业师认为，本病的病位在肝，气滞血瘀为基本病机。治应疏肝理气，活血化瘀。血府逐瘀汤理气与活血兼备，用之最为合拍。故业师用于治疗肋间神经痛，屡用皆效。

（景洪贵　整理）

五、甘露消毒丹治疗肺系疾病

叶天士云："吾吴湿气害人最广。"以吴地雨量多，空气潮湿故也。业师常谓："四川雨量多，日照少，属亚热带湿润气候，故吾蜀湿气害人亦广也。"由于湿邪易与其他外邪相合，蕴蒸于内，虽发病部位不同，症状表现各异，然湿热合邪之病因一致。业师认为，凡湿热俱盛而又蕴蒸肺胃之证，使用甘露消毒丹最为合拍。

甘露消毒丹见于《温热经纬》。方中连翘、薄荷辛凉透表、清热解毒。射干、贝母苦泻肺气利咽喉，与黄芩清泻肺火于上；滑石、木通、茵陈清利湿热于下，使湿从小便而出，此即叶天士"渗湿于下，不与热相搏，势必孤矣"之意。二者共成上清下利之用。上源清而流自洁，下窍通而湿自出。分消上下，以治病之因。然凡湿皆与脾失健运有关，其成，或因脾气虚，或因于脾湿盛，或兼而有之，且互为因果。湿既困脾，非芳香化浊之品不能醒脾运湿，故用藿香、白豆蔻、菖蒲芳化醒脾，化湿于中，以治致病之源。全方共奏利湿化浊、清热解毒之功。

业师应用甘露消毒丹治疗湿热闭阻肺胃之证，强调其用药指征有三：一是具备湿热俱盛，阻滞气分之见证，如发热倦怠、汗出热不退、胸闷腹胀等；二是脉象弦滑或濡缓，舌苔黄腻或白滑，舌质红；三是一般症状多兼咳嗽、咽痛、小便短赤、口渴不多饮等症。

业师用本方治疗肺系疾病常加鱼腥草，并引吴鞠通"肺主一身之气，气行则湿行"之说以抒其义。认为鱼腥草一药，具芳香之气而化湿，归经于肺而利水，其性微寒而清热，故凡湿热痰浊之疾，用之最宜。在选择醒脾化湿药时，业师认为，白豆蔻、草豆蔻、草果、砂仁皆芳香辛燥，具相似之功，但草果性燥烈，证偏寒湿者方可用之，其余三味性较缓和，配以寒凉之品可用于湿热俱盛之证。但白豆蔻、砂仁价高，故常以草豆蔻易白豆蔻。此外，业师还常加桔梗宣肺利咽祛痰，伍甘草顾护中气，使清利而不伤正。

1.典型病例

（1）急性乳蛾（急性扁桃腺炎）

梁某，女，39岁。1992年6月7日初诊。

发热咽痛11天。初起恶寒发热，倦怠不适，继而出现咽喉肿痛，吞咽困难。去某医院诊为急性扁桃腺炎，注射青霉素、口服红霉素等药治疗1周不见好转。来诊时咽部充血，两侧扁桃体Ⅲ度肿大，色红，陷窝口处有黄白色分泌物。咽后壁有多个淋巴滤泡色红，有点状渗出物，颌下瘰核肿大压痛。发声嘶哑，午后发热，体温在38℃左右，伴倦怠纳差、乏力少神多汗、小便黄赤。舌红，苔黄腻，脉弦滑。诊为急性乳蛾。证属湿热毒邪上干肺系。治以利湿清热，解毒利咽。方用甘露消毒丹加减：白豆蔻6g，木通10g，石菖蒲10g，射干12g，藿香15g，连翘15g，薄荷15g，茵陈30g，鱼腥草30g，浙贝母30g，黄芩30g，甘草10g。服药1剂后，热退痛减；又服2剂后咽喉轻微疼痛，吞咽自如，汗减，小便清利。察双侧扁桃体I度肿大，微充血。上方去浙贝母、木通、薄荷，加桔梗20g，续服2剂后诸症好转。惟乏力少神，动则出汗，舌淡红，脉沉细缓。湿热已除，肺脾气虚。拟补脾益肺利咽，调理善后。处方：泡参30g，白术15g，茯苓15g，黄芪30g，桔梗15g，甘草10g，鱼腥草30g。连服3剂痊愈。

按：本例为湿热毒邪蕴蒸肺系。肺系热甚，则咽痛声嘶，喉核红肿疼痛，吞咽困难，颌下臖核肿痛。业师用甘露消毒丹加味治之，上清下利，泻火解毒，药中病机，故收速效。

（2）咳嗽（急性支气管炎）

周某，男，50岁。1991年8月6日初诊。

患者1周前开始出现喉痒，咳嗽，鼻塞，流涕，咳吐白色泡沫痰、在本单位医务室服西药（药名不详）未愈。近3天来咳嗽加重，咳声不爽，痰黄稠难咯，伴低热、出汗、小便短赤、大便秘结、肢体酸楚乏力、不思饮食。胸部X光透视见双肺纹理增粗，诊为急性支气管炎。今来门诊治疗，察舌红，苔黄厚腻，脉弦滑。证属湿热毒邪闭肺。治以利湿清热，化痰止咳。方用甘露消毒丹加味。处方：

白豆蔻、石菖蒲各6g，木通、射干、甘草各12g，藿香、薄荷、桔梗各15g，茵陈、滑石、黄芩、连翘、浙贝母各30g。

服上方1剂后热退咳减，痰由黄转白；2剂后咳次明显减少，吐少量白色泡沫痰，小便清利，饮食增加。现口干，舌红，苔薄白少津，乃湿去而热未尽，不可轻心。上方去滑石、木通、薄荷，加沙参30g，神曲30g，续服2剂，咳止痰除，饮食如常。

按：肺为娇脏，《医学三字经·咳嗽篇》言其"只受得本脏之正气，受不得外来之客气，客气干之则逆而咳矣"。本例患者系湿热之邪郁蒸肺卫，不能外达，发为咳嗽。外邪郁肺，气不布津，津液凝聚则为痰，选用甘露消毒丹治之，使湿去热清，雾露敷布而愈。

（3）肺湿热咳嗽（间质性肺炎）

赵某，男，42岁。1992年2月2日初诊。

低热、咳嗽、胸闷4个月。初起恶寒发热，咳嗽吐痰，胸闷身倦，多汗。去某中心医院胸部X光拍片诊为：肺部间质性炎变。住院治疗1月。经注射、口服抗生素及化痰止咳药，热退而咳不减。现喉痒干咳，痰黏稠难咯，咳则胸痛，胸及脘部胀闷不适，口干不欲饮，不思饮食，舌暗红，苔薄黄少津，脉弦缓。证属湿热交蒸于肺，蕴结不解。治以利湿清热，行气化浊止咳。以甘露消毒丹加减治之。处方：

草豆蔻、甘草各12g，藿香、薄荷、桔梗、枳壳各15g，射干10g，石菖蒲6g，黄芩、连翘、浙贝母、鱼腥草、沙参各30g。

服药2剂后咳次减少，痰利易咯，原方又服3剂，已不咳，现胸闷隐痛，舌苔由厚黄转为薄黄。原方去薄荷续服3剂，诸症好转。惟胸闷不适，后服润肺行气、清热化痰之品调治半月而愈。

按：患者感湿入里，郁肺化热，由于痰湿热交阻难解，故患者病程长，久咳不止。其证热甚于湿，故去茵陈、滑石、木通，加鱼腥草清热化湿，佐沙参润肺、桔梗化痰、枳壳行气，使湿去热清而病势大挫。

2. 结语

湿热蒸蕴，既可留恋三焦气分，又可蕴肺而发痰浊咳嗽，蒸咽而发乳蛾、喉痹。常规方法治疗，每重清热解毒而忽略祛湿。上述三例患者，均系湿热蕴蒸，只清热则湿不去，湿不去则热亦难清。正如前贤刘河间所云："治湿之法，不利小便，非其治也。"（《素问病机气宜保命集》）业师以甘露消毒丹治之，两解湿热，故获良效。

（张耀　整理）

临证思辨

一、辨古今同名而异义之脉

医学上应用脉诊，最早见于《内经》《难经》。《史记·仓公传》载淳于意（仓公）医案 25 则，有 21 案病脉证治并论，为辨证论治之滥觞。但在两汉时，脉的名称、数目、各脉的体状和主病等，都未完全统一，给学习和应用脉诊带来一些困难。

东汉末年张仲景对汉以前的脉学进行了加工整理，在《伤寒论》一书中载了浮、沉、迟、数、虚、实、滑、涩、大、小、短、缓、疾、弦、紧、动、扎、洪、细、微、促、结、代等 25 脉，《金匮要略》除载有上述之脉外，还有其脉如蛇、转索无常、如索不来、曲如蛇行、坚、伏弦、转丸、脉卑等名称，但多为形容脉的形象之词，非脉的正式名称。王叔和的《脉经》去《伤寒》中之大、小、长、短、疾五脉，加伏、革、软、散四脉共为 24 脉，足见王叔和《脉经》主要是在仲景脉学成就的基础上整理而成的。《内经》中的钩、毛、石、坚、瘦等脉，《难经》中的复、溢、关、格等脉，仓公"诊笈"中的并阴、气阴、番阴、番阳等脉都不见于仲景、叔和之书了。

《内经》《难经》只论述了部分脉的体状、主病，仲景除结、代脉外，则很少论及脉的体状。王叔和对脉学的最大贡献是在前人脉学成就的基础上进行了精心整理，把脉归纳为 24 种，并说明其体状和主病，为脉的概念的统一打下了良好基础。其后，通过各代医家的努力，至明清时代脉的名称、数目（28 脉）才基本固定下来，各脉的体状和主病才基本达到统一。脉学每一阶段的成就，都使中医的诊断、治疗学得到相

巴蜀名医遗珍系列丛书

应的提高。

我们读古代医籍，特别是晋以前的医籍，对有些脉的概念决不能用今天的脉学知识去进行理解。否则，在治学上会发生许多疑问，在实践上会带来不少弊端。其中最易引起混淆的有濡、弱、促、代、缓五脉。兹以现行中医学院试用教材《中医学基础》（以下简称《中基》）对上述五脉的脉象，与古籍对上述五脉的脉象做一对比，以昭示其同名异义。《中基》所述的脉象，是根据仲景以后大多数医家的脉学著作整理而来，故取之以为现代脉学的代表作。

1. 濡脉

《中基》：浮而细软，轻按可以触知，重按反不明显。

《脉经》：有"软脉"无"濡脉"，谓"软脉"为"极软而浮细"。后世改"软"为"濡"，其脉象多采叔和之说。

但在《脉经》之前的《难经》于十三、十五两难中便有脉"沉濡而滑"之说，晚于《脉经》一千四百余年的《医学心悟》尚有"濡，沉而细也"之说，与多数医家之说相反。

2. 弱脉

《中基》：极软而沉细，即沉细而应指无力。

《脉经》："极软而沉细，按之欲绝指下。"后世多采之。

但在《脉经》之前的《伤寒论》42 和 116 两条，《金匮要略》在《中风历节》《血痹虚劳》诸篇均有脉"浮弱"之名，直言浮有"弱脉"；《医学心悟》有"弱，微细之甚也"之说，未涉及脉的浮沉。

3. 促脉

《中基》：脉来多数，而有不规则的间歇。

《脉经》："来去数，时一止复来。"后世多采之。

《伤寒论》中的促脉凡四见，即：22条太阳病，下之后，胸满而见促脉；34条太阳病桂枝证，误下遂利不止，喘而汗出而见促脉；144条太阳病，下之而见促脉，不结胸，是欲解之象；349条伤寒，手足厥冷，脉促者，可灸。根据各条的其他症状综合考虑，34条、144条是可以见到"数脉"的，但不可能见到"数中时止"之脉。因如见下利不止，喘而汗出，且见数中时止之脉，是气津均已大伤，而用葛根之升散、芩连之苦降，又无扶正之参、麦佐之，是不恰当的；如为下后欲自解之证，是不可能出现数中时止之脉的。张景岳在《类经·脉色类十六》注《素问·平人气象论》之促脉为"脉来急促"，并未提及时有停止。34和144两条之"促脉"应遵景岳之解为宜。22和349两条无论从《脉经》或《类经》之解均可，但从脉学的发展史看，仲景当时所说的"促脉"应是较一般数脉为快的"数脉"而已。《内经》《伤寒论》中的疾脉亦应作如此理解。惟"急脉"系指脉见"紧"象，非指脉见快速。因急在一定的情况下，是可以释为"紧"的，如《三国志·吕布传》记吕布兵败投降曹操，云："遂生缚布，布曰：'缚太急，小缓之。'"此处的"急""缓"，便应作"紧""松"解。《伤寒论》4条"伤寒一日，太阳受之，脉若静者，为不传；颇欲吐，若躁烦，脉数急者，为传也"的"脉数急"，柯韵伯解释为"阴阳俱紧之互文"，颇有见地。《素问·平人气象论》有"肝死脉来，急益劲，如新张弓弦""脉急者曰疝瘕，少腹痛"之文，前句言急脉发展到顶峰之形象，后句言急脉之主病，皆可证柯氏之说是正确的。《难经》在十三难的同一篇里把数脉、急脉分别进行论述，亦为"急""数"有别之一证。

4. 代脉

《中基》：脉来缓弱而有规则的歇止，间歇时间较长。

《伤寒论》："脉来动而中止，不能自还，因而复动。"未言其歇止有规则。

《脉经》："来数中止，不能自还，因而复动。"亦未言其歇止有规则，所言至数与《中基》相反。

《内经》中屡见代脉之名，但在不同章句中的代脉，应有不同的含义。《灵枢·邪气脏腑病形》之"黄者其脉代"和《素问·宣明五气论》之"脾脉代"的"代脉"决非"数而中止"之脉。我意其体状应是《难经》十三难之"色黄，其脉中缓而大"。蒋礼鸿《字义通释》谓"代、大同音通用"，便是一证。黄为脾之色，三段经文所指有病变之脏一致，其脉亦应相同。《灵枢·根结》篇所说的"五十动而不一代者，五脏皆受气"其义又有不同。张景岳说："代者，更代之义。谓于平脉之中而忽见软弱，或乍数乍疏，或断而复起，盖其脏有所损，则气有所亏，故变若此，均名为代。"（见《类经·脉色类四》注文）张氏所说的代脉脉象，临床上经常可以遇到，且三种现象常于一次脉诊中同时出现，而止有定数之脉，临床上却很少见到。故张氏之说信而有征。代脉本有乍数乍疏，可于数时停，亦可于疏时停，故《脉经》与《中基》（其实是大多数医家）在至数上之分歧，都是各以其时所见而产生的。

5. 缓脉

《中基》：一息四至，但脉势的来去却有缓慢之感。

《脉经》："去来亦迟，小快于迟。"

王冰《黄帝内经素问·平人气象论》注："缓谓纵缓之状，非动之迟缓也。"林之翰《四诊抉微》说："李士材曰：'缓脉以宽舒和缓为义，与紧脉正相反也。'然缓脉、迟脉又绝不相类，缓以脉形宽纵得名，迟以至数为义，《脉经》云：'小快于迟'，以至数论缓，亦一失也。"与王冰之说完全相同。据此，《伤寒论》第 2 条中风证的"脉缓"，即不应从至数上去理解，而应从脉势上去理解了。观《伤寒论》桂枝证的脉象有 25 条的洪大、57 条的浮数更可佐证。且从临床事实验之，表证而自汗，脉多见数，汗愈多而数愈显，只是汗出营虚，脉则数而宽纵柔和，不见"紧"象就是了。

6. 结语

（1）张仲景以前脉的名称，数目，各脉的体状、主病等均未完全统一，对学习和应用脉诊都带来困难。

（2）张仲景、王叔和把东汉以前的脉学著作进行了一番精心整理，使脉的名称、数目和各种概念，逐趋统一，中医的诊断、治疗学也相应得到提高。

（3）濡、弱、促、代、缓五脉，其名则古今相同，其义则古今相异。我们应该遵从今义，以求统一；明确古义，免滋惑乱。使古今之学皆能为我所用。

二、急症用药宜重宜专

业师云，急症用药宜重宜专，重则力足而易克邪制胜；专则力聚而锋芒所指不乱。故业师治疗急症，以药专、量重、效宏为特点，常应手取效。

巴蜀名医遗珍系列丛书

1. 青蒿配石膏屡愈小儿高热

小儿高热临床常见，以邪在气分，持续高热者居多。对于此证，业师常用青蒿配石膏加味治之，屡获良效。他认为，青蒿气味苦辛而寒，解热而不发汗，是退热之佳品；石膏性味辛甘大寒，清热泻火，除烦止渴，是治气分高热之良药。二药相须为用，使毒解热清，其证乃愈。在具体应用上，业师云："小儿高热，来势迅急，若不及时顿挫其势，易致动风惊厥，变生他证。故二药相伍，法当重用其量，青蒿非用 15 ～ 30g 不能获奇效；石膏非用 50 ～ 150g 无力制高热。然二药均为大寒之品，易伤中州，法当顾护胃气，神曲、麦芽最为适宜。"故业师在用青蒿、石膏的同时，常加入健胃之品。

如治倪某，女，4 岁。1991 年 10 月 7 日初诊。持续高热 6 天，曾肌注青霉素治疗 5 日，罔效，求治于师。诊见：高热，体温 40.6℃，口干喜饮，神疲乏力，不思饮食，舌质红，舌苔黄，脉数。辨为邪在气分。治以辛寒清气。药用：

青蒿 15g，石膏 50g，寒水石 30g，连翘 12g，神曲 15g，麦芽 15g，淡竹叶 6g，甘草 5g。水煎服，1 日服 4 次。

服药 1 剂，热退身凉，继服沙参麦冬汤 2 剂而愈。

2. 白芍治急性腹痛屡获奇效

业师认为，急性腹痛的发生，主要是各种原因导致气机郁滞，血液稽迟，脏器挛缩所致。一般本草载，白芍味苦酸性寒，有养血柔肝、平抑肝阳之功。然业师云："《伤寒论》中的小柴胡汤、通脉四逆汤皆有腹痛加白芍之句，小建中汤重用白芍以治腹痛，足证白芍有解痉止痛之能，是治急性腹痛之佳品。"故他治疗急性腹痛，常重用该品，配伍柴胡、枳实、丹参等味组成基本方剂，随证加味。病在胆者加茵陈、栀子；在胃肠者加神曲、蒲公英；在盲肠者，赤芍易白芍加蒲公英、连翘、牡丹皮；病在肾与膀胱者加茵陈、小茴香；正气虚者加党参；大便不通者加大黄。证之临床，屡获奇效。

如治高某，男，27岁，农民。1992年3月5日初诊。上腹持续剧痛2小时，经肌注阿托品治疗无效，求治于师。刻诊：上腹剧痛，转辗不安，舌质红，舌苔薄黄，脉弦。诊为急性腹痛，病位在胆。药用：

白芍100g，柴胡30g，枳实30g，丹参30g，栀子15g，茵陈50g，神曲30g，甘草15g，大黄15g（后下）。水煎服。

服药20分钟后，疼痛大减；1小时后泻下黄色大便一次，疼痛顿消。1剂药尽，身轻体爽如常人。

3. 莪术配党参治前列腺肥大效著

前列腺肥大临床常见，50岁以上的男子易患本病。主要表现为小便排出困难，余沥不尽，尿频，甚则小便不能排出，少腹胀急难忍。属中医癃闭范畴。关于本病的发生，业师认为主要是年老气虚血瘀，膀胱气化失司所致。其治应益气活血，化气行水。主用莪术配党参，再辨证加味进行治疗，常获显著疗效。

如治邓某，男，73岁，农民。1992年2月23日初诊。患小便余沥不尽年余，20天前出现尿闭不通，即送某中心医院治疗，诊为"前列腺肥大伴尿潴留"，并住院采取导尿和服西药治疗半月后，病情好转出院。出院不足5天，又出现尿闭不通，求治于师。诊见：尿闭不通，小腹拘急胀痛，神疲乏力，不思饮食，面色白，舌质暗淡，苔白厚，脉弦缓。药用：

党参 50g，莪术 30g，白术 15g，茯苓 30g，萹蓄 30g，小茴香 12g，甘草 6g。水煎服。

服药 2 次，即能小溲，小腹胀痛消除，1 剂药尽，小便虽通，但仍余沥不尽。原方加黄芪 30g，服药 5 剂，诸症消除。嘱其续服 20 剂，巩固疗效。随访无恙。

4. 五加皮疗心衰堪称满意

五加皮性温味辛苦，有祛风湿、强筋骨之功，多用于风湿痹痛、四肢拘急、腰膝软弱、小儿行迟、水肿等证。然业师认为，五加皮既强心又利尿，是一味较理想的治心衰药物。他认为，心衰的主要原因是心气虚衰，心肌收缩无力，继则出现血瘀、水停等病理产物，二者互为因果。在治疗上，主张益气强心以治本，活血行水以治标，标本同治之法。临床常以北五加皮为主，配人参、丹参、茯苓（或葶苈）、枳实（或青皮）组成基本方剂，并根据阴阳盛衰的不同，进行加味。阳衰者加附片、桂枝；阴衰者加麦冬、五味子。证之临床，常获较好疗效。

如治刘某，男，67 岁，工人。1991 年 11 月 23 日初诊。患咳喘 30年。伴心悸、下肢水肿 2 年，加重一月余。曾住院治疗 1 个月，效果欠佳。刻诊：咳嗽，喘息不已，心悸气短，自汗，全身浮肿，胸部胀闷，面色晦暗，唇色紫暗，颈脉怒张，小便量少，舌质紫暗有齿痕，舌苔白厚而滑，脉沉细数结代。药用：

北五加皮 15g，人参 15g，丹参 30g，枳实 15g，葶苈 30g，附片10g，连翘 30g，甘草 6g。水煎服。

服药 2 剂，尿量增加，面肿消失，咳喘、心悸明显减轻。续服 4剂，水肿消，喘息止，诸症明显减轻。继服五味异功散加丹参、女贞子

15 剂，以巩固疗效。现病情稳定，未见喘息不已、心悸、水肿之象。

（景洪贵　整理）

三、审证求因治难疾

业师临床，用思精细，治病求本，屡愈疑难病证。

1. 养阴活血愈肢冷

白某，女，49 岁。1992 年 7 月 18 日初诊。

自觉双下肢厥冷 3 年，易医十余人，服阳和汤、乌头汤之类百余剂罔效，求余诊治。时值盛夏，患者仍身着棉衣。刻诊：自觉双下肢冰冷至膝，畏寒，神疲乏力，面色暗滞，舌质暗淡、无苔，脉沉细涩。予补中益气汤加红花、丹参。服药 5 剂，肢冷如故，乃请业师诊治。师曰：证属气阴两虚，瘀血阻络。法当以养阴为主，辅以行血活血，少佐益气之药导之。药用：

山茱萸 30g，熟地 30g，山药 30g，黄芪 30g，鸡血藤 30g，茯苓 15g，橘核 15g，红花 10g。水煎服，2 日 1 剂。

服药 3 剂，肢冷明显减轻，原方去红花，加丹参 30g，续服 5 剂而愈。后服六味地黄丸近 2 月，巩固疗效。随访无恙。

按：患者肢冷、畏寒，厚衣重被，状若阳虚，然治以益气温阳散寒，诸症不解，其理安在？师曰：阴阳互根，相互转化，阴不足则阳气化生无源，肢体失于温养，故出现畏寒肢冷。其治重在养阴以滋化源，化源足则阳气旺，肢冷畏寒自消。故热之不热者，当求之于阴，阴足阳旺，则阴寒之症反消；寒之不寒者，当求之于阳，阳足阴旺，则阳热之症反除。故景岳先生有"善补阳者必于阴中求阳，善补阴者必于阳中求阴"之语，足供吾人取法。况彼患者舌上无苔，气阴两虚之情已露，岂可以纯阳之药重虚其虚？一席短论，深受教益。

2. 塞因塞用治便秘

王某，女，30 岁。1991 年 12 月 13 日初诊。

患便秘 2 年，服中、西药治疗，效果不佳，求师诊治。症见：大便燥结如羊粪，4 ~ 6 日一行，肛门重坠，小腹微胀，不思饮食，形体消瘦，舌质暗淡，舌苔白厚，脉沉细涩。诊为脾虚便秘。法当补脾导滞，仿仲景枳术散意。药用：

党参 50g，白术 100g，枳实 30g，石菖蒲 10g。水煎服，2 日 1 剂。

服药 1 剂，大便通，诸症明显减轻。续服 3 剂，大便通调如常人。继用四君子汤加肉苁蓉、百合、菖蒲调治。随访无恙。

按： 大便秘结，法当通下，然何施以补塞？师曰，该证系脾虚不运，大肠传导迟缓所致，其治重在补中益气，中气健旺，大肠传导复常，则大便自通。故重用党参、白术补中益气；辅以枳实行气导滞、菖蒲醒脾开窍。此所谓"从者反治"也。

3. 疏肝解痉疗噎膈

侯某，男，58 岁。1991 年 11 月 26 日初诊。

患吞咽梗阻伴呃逆 1 年。经某肿瘤医院检查，确诊为"食道炎伴食道痉挛"。曾服中、西药治疗，效果不佳。症见：每当吃硬食，或辛辣之品，或吞咽过快，则胸中梗塞，呃逆频作，食入即吐；饮水或喝粥则如常人。兼见面色晦暗，形体略瘦，嗳气，大便干燥，舌质淡红，舌苔薄白少津，脉沉细涩。辨为气机郁滞，上逆动膈，食道挛缩，兼血瘀津亏。药用：

柴胡 30g，白芍 50g，枳实 30g，黄连 12g，麦芽 30g，丹参 50g，百合 30g，乌药 15g，石斛 30g，木蝴蝶 12g，甘草 12g。水煎服，2 日 1 剂。

服药 2 剂，症状明显减轻。现吃饭稍快偶尔出现梗阻和呃逆现象。续服 3 剂，吞咽梗阻及呃逆症消失，食如常人。原方柴胡、枳实、丹参用量减半，加党参 30g，续服 3 剂，巩固疗效。

按： 噎膈是指吞咽哽噎、食入即吐为临床特征的一种病证。业师认为，引起吞咽哽噎、食入即吐之症的原因较多，如食道癌、贲门痉挛、食道神经官能症、食道炎等病，均可出现这些症状。为此，业师强调，对于本病的诊断，应借助现代检查手段，如食管剥落细胞检查、食道摄片、食管镜检等以明之。他认为，本病的病变部位主要在肝胃，基本病机是肝气郁滞，胃失和降，食道挛缩。其治应以疏肝解痉为大法。临床上，业师以四逆散重用白芍，再配伍丹参、木蝴蝶等组成基本方剂，随证（病）加味。气虚者加党参，阴亏者选加百合、石斛、天冬；血瘀甚者，赤芍易白芍，加桃仁或红花；夹湿者加草豆蔻、茵陈；病系食道炎者，常加威灵仙、蒲公英；确系食道癌者，需加活血散结抗肿瘤之品，如莪术、浙贝母、半枝莲、核桃树枝等。

4. 扶正固本，活血散结克肝癌

赵某，男，54 岁。1992 年 2 月 27 日初诊。

患者因肝区疼痛，形体消瘦，经某医院 B 超检查示："肝右叶占位性病变"，即转某军总医院治疗。经 CT 检查，见肝右叶 7.8cm×5.3cm 肿块，确诊为"原发性肝癌"，嘱其手术治疗。患者恐术中难支，即求治于师。诊见：形体消瘦，肝区疼痛，短气，神疲乏力，不思饮食，面色晦暗不泽，舌质暗淡，舌苔粗白少津，脉弦细。B超示：肝右叶肿块7.8cm×5.3cm。证属气阴两虚，气滞血瘀。治以益气养阴，活血软坚散结。药用：

红人参15g，丹参50g，女贞子30g，莪术30g，甲珠12g（冲服），知母30g，山楂30g，枳壳15g，郁金30g，桂圆肉15g，半枝莲30g。水煎服，2日1剂。

服药15剂，肝区疼痛消失。续服15剂，患者除见神疲乏力外，无其他不适。上方去莪术，加鳖甲30g，丹参用量增至100g。续服47剂后，B超复查：肝右叶肿块6.2cm×5.3cm。余无不适。用上方加减化裁调治，现已3年，病情稳定。

按：肝癌一病，临床常见。业师认为，本病属虚实夹杂之证，"虚"，主要表现为气虚、阴虚；"实"，表现为气滞、血瘀，甚则水停。故业师以益气养阴，理气活血散结为大法，常用人参、女贞子、知母、丹参、莪术、鳖甲、枳壳、郁金、猪苓、半枝莲等组成基本方剂，随证加减，常获满意疗效。

5. 健脾蠲饮克舌冷

曾某，男，37岁，1991年10月16日初诊。

自觉舌冷8年，易医十余人，服桂、附、参、芪之类药方百余剂，未能见效。诊见：形体肥胖，自觉整个舌体冷如冰块，脘闷不舒，嗳气，肢体倦怠，舌质暗淡，舌苔黄厚腻，脉弦缓。脉症合参，证属痰饮内蕴化热，阻遏阳气。治以健脾蠲饮，清热化湿。药用：

茯苓30g，白术30g，茵陈30g，鱼腥草30g，桂枝12g，小茴香

12g，草果仁10g，甘草10g。水煎服，2日1剂。

服药2剂，舌体转温，舌苔变薄。上方去桂枝，加党参30g，续服2剂，诸症悉除。

按：舌为脾之外候，足太阴脾经连舌本、散舌下。由于痰饮内停，阻遏中焦，阳气不伸，故见舌冷、肢体倦怠、脘闷等症；胃气上逆则嗳气；痰饮内蕴化热，故见舌苔黄厚腻、脉弦缓。方用苓桂术甘汤健脾蠲饮；草果仁、小茴香、鱼腥草、茵陈清热化湿。诸药合用，使中阳健运，饮热消除，其证乃愈。

6. 活血除湿退肢黄

许某，女，22岁。1991年8月12日初诊。

患者出现双手发黄3月，作肝功、B超检查，未见异常。曾易医数人，服茵陈蒿汤、龙胆泻肝汤之类药方30余剂，罔效，求师诊治。诊见：双手黄染如柏汁色，黄至腕关节处，界域清楚，兼带下量多而黄稠，口干。舌质紫暗，舌苔白滑，脉沉涩。证属湿热遏于中焦，循胃经下渗为带，循脾经上行为黄，湿热郁遏气机，导致血滞而瘀，瘀生痰湿，形成恶性循环。治以清热燥湿，益气化瘀。药用：

黄芪50g，桃仁12g，红花12g，地龙12g，当归30g，赤芍30g，黄柏30g，大蓟30g，川芎15g，苍术15g，橘核15g，甘草10g。水煎服，2日1剂。

服药3剂，黄染明显变浅，带量减少。原方续服5剂，黄染全部消退，带下已无。复用五味异功散加黄柏、苍术调治，巩固疗效。随访无恙。

按：本例患者证属湿热瘀滞，营卫气血运行受阻，故治以清热燥湿，益气化瘀，标本兼治。方用黄芪益气以助血行；桃仁、红花、当归、川芎、赤芍、地龙活血化瘀；苍术、黄柏、大蓟清热燥湿；橘核理气化滞，以气行则血行，气行则湿行也；甘草调和诸药。诸药合用，使湿热清除，营卫气血运行无阻，故带、黄俱去。

7. 祛痰降浊治失眠

冯某，女，29岁。1993年10月21初诊。

患失眠2年。服中、西药治疗，效果欠佳。症见：失眠，彻夜不能寐，身倦乏力，舌质淡，舌苔白厚，脉弦细、寸尺不显。辨为痰浊内盛，治以祛痰降浊。仿《灵枢》半夏秫米汤意。药用：

法半夏30g，苡仁30g，淫羊藿15g，苏木15g。水煎服，2日1剂。

服药2剂，每晚能入睡4小时许。上方加党参30g、枳实15g，续服2剂而愈。

按：半夏秫米汤出自《灵枢·邪客》篇，为厥逆之邪内盛，阴阳失调之证而设。业师习用该方加味治疗痰浊内盛之失眠，疗效颇佳。该患者失眠2年，证属痰浊内盛，阳气不足，阴阳不交。故重用法半夏祛痰降浊，苡仁易秫米健脾渗湿以治阴邪；淫羊藿振奋人体阳气，苏木活血通脉。诸药合用，共奏抑阴扶阳，活血通脉，调节阴阳之功。使阴邪去而阳气振，血脉畅则心神宁，阴阳合则失眠随之而愈。

8. 消积导滞愈高热

李某，女，4岁。1992年6月23日初诊。

高热5天。曾肌注青霉素3天，罔效，求治于余。刻诊：体温38.7℃，午后热甚，兼见口干，不思饮食，神倦，面色红，唇、舌红，舌苔黄厚腻，脉数。辨为湿热俱盛。方用蒿芩清胆汤。1剂药尽，其证不解，延师诊治。扪其腹，颇为胀满；问其症，兼有嗳腐吞酸。师曰：此食积发热也。法当消积导滞。药用：

青蒿 15g，神曲 12g，山楂 12g，麦芽 12g，连翘 12g，莱菔子 10g，法半夏 6g，陈皮 6g，甘草 3g。水煎服。

1 剂药尽，热退身凉。

按：小儿高热虽以外感居多，然饮食积滞亦可发热，因此临证须详察证情。该患儿高热不退，症见湿热俱盛，应探究其形成湿热俱盛的原因，始余忽略主因，故方治亦乖。业师审证精详，故取良效。

（景洪贵　整理）

四、瘰疬（淋巴结核）辨治新思路

1. 审因论治

瘰疬，以其结核累累如串珠而得名，好发于青少年，是临床常见病。其起病缓慢，初起时结核如豆，皮色不变，不觉疼痛，以后逐渐增大窜生；溃后脓水清稀，每夹有败絮状物质。往往此愈彼溃，而成瘘管，迁延不愈。

过去医家认为，因肝郁化火，炼液成痰，痰火蕴结，或恣食辛辣炙煿，湿热火毒壅遏腠理，结为瘰疬。病之后期，脾虚失运，气血渐亏，肝肾不足，阴虚火旺，缠绵难愈。李师早年宗此思路，采用清热化痰、滋阴清火、培土生金诸法，虽然在缓解症状、增强体质方面常能收效，但对病灶则略无改变。经过长期探索，并受现代医学启示，李师对瘰疬的认识逐渐形成了新的思路。认为瘰疬的病因略同肺痨。辨证主要有两个关键：一是素体正气不足，气血阴阳亏损；二是瘰虫瘰毒为患。基于

巴蜀名医遗珍系列丛书

上述对病因的认识，李师认为在辨证论治的前提下，应注重使用抗痨杀虫解毒药物。

20世纪70年代，李师借受命编写《常用中草药单验方汇编》之机，一方面向书本学习，博极医源；一方面寄情于山水之间，深入民间，拜访草医，博采众方。从民间收集到的4个治病验方，反复验证于临床，观察其利弊，综合化裁，方凡三易，整理出以泽漆消瘰汤为主的治病方案，大大提高了临床疗效。

2. 泽漆消瘰汤及其加减法

泽漆消瘰汤组成：鲜泽漆40g，土茯苓、黄精、夏枯草各30g，连翘、山楂、枳壳各15g，甘草3g。水煎取汁，每服150～200mL，1日3次，饭前服，2日1剂。

瘰疬重症，加蜈蚣2条、马桑根（去黑皮）20g。据现代药理研究，蜈蚣、泽漆、夏枯草、土茯苓、百部、黄精、白及、连翘、马桑根等，均有良好的抗结核功效。临证治疗各类结核，在辨证论治基础上随症配伍，确能提高疗效。尤其泽漆一味，乡下俯拾可得，李师最喜用之。

纳呆便溏，加怀山药30g，鸡屎藤、山当归各15g；五心烦热，失眠盗汗，加牡蛎30g，五味子10g，麦冬、沙参各15g；咳嗽甚，加百部、浙贝母、杏仁各10g；瘰疬已破溃，加黄芪40g，女贞子、制首乌各15g。

本病疗程较长，如觉汤药煎服不便，亦可将泽漆浓煎收膏，他药研末，炼蜜为丸，每服10g，1日3次，饭前开水送服。

其中，马桑根为马桑科植物马桑的根，苦凉有毒，有清热解毒、祛瘀止痛之功；山当归为伞形科茴芹属植物杏叶防风的全草，辛温，有健胃消食、理气散寒之功。

3. 配合食疗外治

瘰疬未溃，可用川乌、草乌等量研末，蜂蜜调敷患处，纱布固定，
1 日 1 换。1 个月为 1 疗程。若已破溃，则不宜外敷。

由于瘰疬系慢性消耗性疾病，故宜加强营养。每日至少进食 2 个鸡
蛋。此外，芋艿、山药、土豆、百合、慈姑等，既能健脾开胃，又是治
病良药，可煮粥常食。瘰疬已溃，可用黄芪、制首乌各 30g 炖猪蹄，吃
肉喝汤，每日或隔日 1 次。

业师治病，最重调养。瘰疬患者每嘱饮食清淡而富营养，戒烟酒，
忌食辛辣之品以及公鸡、鹅肉、鲤鱼、春笋、芫荽、魔芋等疮家发物；
坚持锻炼，增强体质；保持精神愉快，心情舒畅；已婚者须戒房事。服
药期间，如遇感冒发烧，宜暂时停服。俟感冒治愈，再继续按疗程服药。

4. 病例介绍

例 1：颜某，女，20 岁。1982 年 12 月 8 日初诊。患者于 3 年前右
侧颈部出现多个核状肿块，推之可移，皮色不变，不痛，未予重视。1
年后肿核逐渐长大、增多，推之不移，并伴潮热、盗汗、疲乏、消瘦、
月经 3～4 月 1 次（量少）、食欲不振等症。经中西医治疗，效果不佳。
刻诊：舌质红、苔黄，脉细数。病为瘰疬，证属瘰毒为患，阴虚内热。
与泽漆消瘰汤原方煎服，外用蜂蜜调敷川乌草乌末。1 周后，潮热、盗
汗等症悉解，食欲增加。治疗 1 个月后肿核全消，无任何不适。随访 8
年，未见复发。

例 2：唐某，男，19 岁。1985 年 8 月 25 日初诊。幼患肺结核，已

巴蜀名医遗珍系列丛书

愈。10余年前无意中发现颈部、颌下、左右胁下以及双侧腹股沟皮下结节，推之可移，皮色不变，不痛；逐渐增大，高出皮肤，呈暗红色，推之不移，疼痛，中央软化破溃，有稀薄脓液流出，臭秽异常。2年后蔓延至头面胸胁及小腿等处，大片糜烂，结有较厚黄痂。1年前浸及右眼角，使其不能闭合，右眼及头面脓液较多而稀薄腥臭。有时个别病灶不治自愈，留下不规则条索状疤痕，但疤痕周围常又再生新的结节和溃疡。从发病之日起，从未中断治疗。曾先后口服异烟肼、强的松，肌注链霉素，外用庆大霉素软膏、利福平眼药水等治疗半年，仍未好转。刻诊除上述见症外，尚有面色萎黄，疲乏无力，消瘦，咳嗽，盗汗，口苦，纳呆，舌淡红，苔黄腻，脉濡。证属瘰毒流注，气血虚弱。与泽漆消瘰汤加黄芪、制首乌、白及各30g，如法煎服。连服1月，诸症悉减，溃烂处已无脓水，腐去新生。原方加熟地30g、女贞子15g，继服2月。另以黄芪、党参、制首乌各30g炖猪蹄，吃肉喝汤。3个月后随访，病变各部均脱痂痊愈。除右眼因疤痕挛缩不能闭合外，余无任何不适。体重增加，追访5年，未见复发。

（沈其霖、李正荣　整理）

五、脱敏合剂治疗荨麻疹、湿疹临床观察报告

荨麻疹、湿疹等过敏性疾病，多因风、热、湿毒侵袭机体，泛溢肌肤所致。这类疾病在英国发病率最高，湿疹患者约有500万人，其中儿童占1/10。现代医学治疗采取外涂激素软膏，口服抗过敏药物，严重的加服激素，不仅只能治标，而且副作用大，影响工作、生活和儿童生长发育[1]。国内尚无理想的中成药问世。我们根据业师多见应用的脱敏汤配制成脱敏合剂，于1991年6月至1992年11月系统地观察了178例

荨麻疹、湿疹患者，并与西药扑尔敏对照组比较，取得了较好的疗效，现总结报告如下。

1. 临床资料

观察病例均按《实用中西医结合诊断治疗学》[2]《中医诊疗常规》所拟诊断标准诊断。按患者就诊序号随机分为治疗组和对照组。治疗组178例，其中男77例，女101例。年龄最大的71岁，最小的8个月，平均年龄16.8岁；病程最长180天，最短1天，平均病程9天。对照组30例，其中男14例，女16例，年龄最大30岁，最小4岁，平均年龄16.1岁；病程最长30天，最短1天，平均病程9.5天。

从表1可以看出，两组基本情况一致，具有可比性。

表1　两组基本情况比较表

	例数	病种			年龄分组（岁）				中医分型		
		荨麻疹	丘疹性荨麻疹	急性湿疹	<5	6 ~	11 ~	>21	风热	血热	湿热
治疗组	178	47	81	50	75	18	19	66	110	25	43
对照组	30	15	11	3	16	2	3	9	22	3	5

2. 治疗及观察方法

治疗组服脱敏合剂（由苍术、紫草、知母、地肤子、蝉蜕、大枣、甘草等组成），每次服20mL（小儿用量酌减），1日服3次。对照组口服扑尔敏4 ~ 8mg（小儿用量酌减），另加服维生素C、钙片，1日服3次。两组药均以7天为一疗程，观察记录治疗效果。治疗期间均停用其他抗过敏药物。

3. 治疗结果

疗效评定标准按《实用中西医结合诊断治疗学》《中医诊疗常规》[3]评定疗效。

治疗组观察 178 例，治愈 117 例（65.7％），显效 28 例（15.7％），好转 23 例（13％），无效 10 例（5.6％），总有效率为 94.5％；治愈患者疗程最短 3 天，最长 24 天，平均为 4.8 天。对照组观察 30 例，治愈 7 例（23.4％），显效 10 例（33.3％），好转 9 例（30％），无效 4 例（13.3％），总有效率为 86.7％；治愈患者疗程最短 5 天，最长 8 天，平均为 6.9 天。

从表 2 可知，脱敏合剂治疗组临床疗效明显优于对照组，经统计学处理，治疗组治愈率与对照组治愈率之间的 X^2=6.16，P<0.05，两组治愈率的差别有显著性。

表 2　脱敏合剂与对照组临床疗效比较表

	总例数	治疗组				对照组			
		治愈例（％）	显效例（％）	好转例（％）	无效例（％）	治愈例（％）	显效例（％）	好转例（％）	无效例（％）
荨麻疹	62	29（62）	13（28）	2（4）	3（6）	1（7）	6（40）	5（33）	3（20）
丘　疹	92	60（74）	15（18）	3（4）	3（4）	6（55）	4（36）		1（9）
急性湿疹	54	28（56）		18（36）	4（8）			4（100）	
合　计	208	117（65.7）	28（15.7）	23（13）	10（5.6）	7（23.4）	10（33.3）	9（30）	4（13.3）

4. 典型病例

例1：周某，女，28岁。绵阳市中区青义乡5村10社村民。上半身淡红色风团发痒30天，在当地服西药治疗不见好转，舌红苔黄，脉浮数。诊为急性荨麻疹（湿热型）。1992年3月24日改服脱敏合剂，每次服20mL，1日服3次。服药3天，即明显好转；坚持服药7天痊愈。3月后随访未见复发。

例2：郭某，男，1岁。住绵阳市中区城郊乡7村2社。胸背部起疹团发痒7天，疹团顶部有小水疱，服西药治疗不见好转，诊为丘疹型荨麻疹（湿热型）。1992年4月3日改服脱敏合剂，每次服5mL，每日服3次。服药2天，疹团明显减少，至第4日疹团完全消退。

例3：邓某，男，50岁，蓬溪县人。全身皮肤出现红色丘疹，剧痒，抓后有渗出液，抓痕明显，在当地服西药，涂激素软膏已1月不见好转。察舌红，苔薄黄腻，脉弦滑。诊为急性湿疹（湿热型）。1991年10月26日开始服脱敏合剂，次日瘙痒好转，至服药的第4日诸症明显减轻，服药10日病愈。

5. 讨论

荨麻疹、湿疹等皮肤过敏性疾病的治疗，现代医学一般口服抗过敏药物，严重的加服激素，外涂激素软膏。不仅只能治标，而且副作用大，影响工作、生活和儿童发育成长。我们用业师多年使用的验方配制成脱敏合剂，观察治疗荨麻疹、湿疹178例，痊愈117例，显效28例，好转23例，总有效率达94.5%，全部病例均未出现不良反应。较西药常规治疗86.7%的总有效率为高。

巴蜀名医遗珍系列丛书

湿疹、荨麻疹的形成机理，中医学认为多由素体不足，外受风湿热邪，引动内蕴湿热，外发肌肤，或日常生活中接触致敏物质，或过食鱼虾海味，辛辣酒酪致湿热内蕴，内不能疏泄，外不得透达，发为本病。脱敏合剂选择疏风清热，除湿解毒，凉血透疹，且选具有扶正抗过敏作用的中药配制而成，具有脱敏、止痒、消疹的功效，切中病机，故疗效显著。

临床观察证实：脱敏合剂治疗急性湿疹、荨麻疹等过敏性疾病，疗效肯定。治疗组全部有效病例均在用药后 2 ～ 3 天出现疗效，且治愈后不易复发。动物急毒实验表明：脱敏合剂安全无毒。对照组采用西医常规方法治疗，多出现嗜睡等副作用，影响患者的工作和生活，且治愈后容易复发，疗效不稳定。

综上所述，脱敏合剂治疗皮肤过敏性疾病，具有高效、无毒副作用的优点，易于制剂，药源充足，适用于各级医疗单位推广使用。

6. 参考文献

［1］彭惕强.制作"神茶"的女中医，光明日报，1992-6-28，第 4 版

［2］陈廷贵等.实用中西医结合诊断治疗学，北京：中国医药科技出版社，1991

［3］中国中医研究院广安门医院.中医诊疗常规，北京：中医古籍出版社，1989

（张耀　整理）

六、痹证辨治（一）

痹证，包括现代医学的风湿、类风湿性关节炎、骨质增生、骨退行性变、滑囊膜炎、痛风、风湿热等多种疾病，临床常见，病情反复，根治颇难。业师治疗本病经验丰富，用药奇巧，疗效显著。

1. 风寒湿痹，散寒逐湿兼祛风

风寒湿痹，多由患者素体虚弱，气血不足，腠理空虚，以致风寒湿邪乘虚侵袭，逐渐深入，留连于筋骨而为痹。即《素问·痹论》所云："风寒湿三气杂至，合而为痹也。"业师认为，本证的特点是以寒为主，兼风夹湿。由于寒性收引、凝滞，故其关节痛剧，多伴见拘急、屈伸不利等症；其脉迟或弦紧，舌苔薄白或厚滑。治宜散寒逐湿祛风。一般用乌头汤治之，常加白芥子、露蜂房、鸡血藤。瘀滞较甚加红花。本方温经散寒，逐湿通痹，扶正固表，化瘀通络同施，用2～3剂常可奏邪去正安之效。业师认为，本方川乌虽有毒性，但其祛邪镇痛作用强，且久煎毒减，又有蜂蜜、芍药、甘草解毒之品为伍，重用无害，与麻黄搜剔入骨之风寒功专效显。

张某，女，43岁，职员。自诉双下肢疼痛半年，尤以膝关节处痛剧。遇寒加重，痛时不可屈伸，脉迟缓，苔白厚滑，舌淡红。处方：

制川乌30g（先煎），赤芍50g，黄芪50g，麻黄10g，白芥子30g，鸡血藤30g，甘草12g，蜂蜜250g（兑服）。

服上方1剂后痛减，又续服2剂后痛止。后服四物汤加味调理善后。

巴蜀名医遗珍系列丛书

2. 阳虚寒痹，温阳散寒兼通滞

阳虚寒痹，多由患者素体阳虚，寒邪侵袭，水寒不化，侵袭筋脉骨节，闭阻经络，气血运行不畅所致。业师认为，本证的病机特点是以阳虚为主，后期则因虚致瘀。其症痛处固定，冷感明显，多伴见形寒肢冷，腰膝酸软无力，甚则弯腰驼背。脉象细缓或沉弱，舌淡白。治疗当以温阳散寒为主，兼通瘀滞。用阳和汤加附片颇为合拍。

刘某，男，46岁。自诉左侧腰骶部及髋关节处疼痛4月余，坐卧或起立时疼痛加重，不敢行动，稍活动或局部热敷后疼痛减轻。伴见腰膝酸软，夜尿多。服西药治疗数月效微。诊见患者头身稍向右前倾，左侧臀部向右后凸的被动体位。舌淡苔白，脉沉细。处方：

麻黄10g，炮姜10g，肉桂10g，熟地30g，白芥子30g，鹿角胶15g（烊化兑服），制附片15g（先煎），甘草12g，知母15g。

服3剂后疼痛大减，腰能挺直，惟坐卧起立时微痛。又服4剂后疼痛消失如常人。

3. 湿热痹证，清热利湿兼通络

业师认为，湿热痹证，系热与湿合流注于筋脉关节，气血运行不畅所致。其症关节红肿、焮热烦痛，甚则不能触按。伴见口渴，小便黄赤，舌红，苔黄或白腻，脉多滑数。治宜清热利湿，活络止痛。业师常用银翘白虎汤合二妙散加生地、秦艽。上肢痛甚加桑枝、羌活，下肢痛甚加灵仙、独活，小便不利加车前草。

李某，男，17岁，学生。因咽痛发热7天后周身关节游走性疼痛、灼热，下肢出现散在性红斑，舌红，苔薄黄，脉滑数。化验血沉60mm/h，

ASO 1∶1000U。诊为湿热痹（急性风湿热）。处方：

银花 15g，连翘 30g，石膏 30g，知母 15g，生地 30g，苍术 15g，黄柏 15g，秦艽 30g，甘草 10g。

患者连服上方 5 剂后诸症好转，又服 10 剂病愈。化验血沉 10mm/h，ASO<500u。

4. 顽痹兼瘀，搜剔燥湿兼化瘀

顽痹的病程长，病势剧，治疗颇为棘手。业师认为，本病之初由正气亏虚，感受风湿热邪，痹阻于肌肉、筋脉、骨节，使气血运行不畅，久则湿凝为痰，血停为瘀，痰瘀互结，阻闭经络，深入骨骱，出现关节肿胀、畸形、麻木，活动受限。其脉多细涩，舌多紫暗或见瘀点。业师根据本病多兼瘀滞的病机特点，自拟一方名"顽痹汤"。药由蜈蚣、全蝎、蜂房、威灵仙、白芥子、土茯苓、小茴香、党参、知母、赤芍、甘草组成。方以虫类药为主，搜剔入络之湿瘀痰结，冶活血、通络、除湿、益气为一炉。证之临床，疗效甚佳。

吴某，男，19 岁。自诉 1989 年冬开始出现指趾关节疼痛如锥刺。化验：RF（＋），诊为类风湿性关节炎，服中西药不见好转。半年后疼痛加重，指趾关节及右踝关节肿大变形，行走不便。诊见脉沉细，舌暗淡，苔薄黄少津。处方：

蜈蚣 4 条（冲服），全蝎 12g（冲服），蜂房 30g，威灵仙 50g，白芥子 30g，土茯苓 30g，小茴香 12g，党参 30g，知母 30g，赤芍 15g，甘草 15g。

服上方 3 剂痛减；又服 5 剂后痛止，关节屈伸自如，惟关节肿大未除，原方去白芥子、知母，加黄芪，常服。

5. 骨痹多虚，养血补肾壮筋骨

骨痹，多由血虚、肾虚以致经脉、筋骨失养而成。《素问·长刺节论》云："病在骨，骨重不可举，骨髓酸痛，寒气至，名曰骨痹。"本证由于邪留筋骨，其症久痛缠绵，时轻时重，骨节酸痛无力，屈伸时加重。多见于40岁以上的患者。X线检查可见关节周围有钙质沉着，关节边缘有外生骨疣。业师宗"治风先治血"之旨，以四物汤为主，伍狗脊、骨碎补补肝肾，强筋骨，健腰膝；配威灵仙、葛根、山楂等除湿活血通络，枳壳行气。

谭某，女，41岁。患腰痛3年，活动受限，X光拍片诊为腰椎骨质增生。诊见脉沉细，舌暗红，苔薄白少津。处方：

狗脊30g，骨碎补30g，枳壳15g，知母30g，威灵仙30g，当归30g，川芎15g，赤芍30g，熟地30g，葛根30g，山楂30g，甘草10g。

患者守方服药20剂，诸症若失。

6. 小结

从以上病例可以看出，业师治疗痹证除顽痹系自拟方外，其余各例均由古方加减，似无奇特。但其貌似一般的治疗中，却蕴含了独特的风格，即：①无论何种类型的痹证，在祛邪的同时都兼顾了扶正，这正合《灵枢·刺节真邪》"虚邪之中人也……搏于皮肤之间，其气外发，腠理开，毫毛摇，气往来行，则为痒，留而不去，则痹"之旨。业师常言，风湿之病多系因虚而致，又因此病多反复发作，正气已受邪气戕贼，祛风燥湿之药虽属必用，但如单用久用，必使正气更虚，导致病情加重，终可致损致残，以致无法挽救，应及早想到"投鼠忌器"之论；②业师常云，寒湿之邪，其性固着，最易滞经阻络，防碍气血运行，又兼气虚推动乏力，瘀阻日加，以致痰瘀互结，形成第二病因。新旧两邪相合，其势益甚。故在组方时常加活血化瘀之品，以期并挫其势。《证治汇补·痹论》云："初起强硬作痛，宜祛风化痰；沉重者，宜流湿行气。久则须分气血虚实，痰瘀多少治之。"实为经验之谈。在选药方面，活血之药兼益血之功者，首选鸡血藤，次选丹参；祛经络之痰较著者，首选白芥子，次选威灵仙。

（张耀　整理）

七、痹证辨治（二）

痹证临床常见，是以肢体关节疼痛、麻木、重着以及活动障碍为主要症状的一种疾病。其特点为渐进性和反复性。业师在辨治本病方面，经验独特，疗效颇佳。现介绍如下。

1.病为虚实夹杂，首重扶助正气

业师认为，痹证的发生是由于人体正气不足，复感风寒湿热之邪而成，为虚实夹杂之证。所谓"虚"，即人体正气不足，阴阳气血亏虚；所谓"实"，即有风寒湿热之邪，以及夹痰、夹瘀。他常云，风寒湿热时时有之，当人体正气旺盛，腠理固密时，纵伤风寒湿热之邪，弗之能害，痹由何生？如《素问·痹论》云："逆其气则病，从其气则愈，不与风寒湿气合，故不为痹。"说明了正气不足抵抗力低下时，风寒湿热之邪乘虚侵袭人体，闭阻经络，气血运行不畅才能形成痹证。《济生方》据此而提出："皆因体虚腠理空疏，受风寒湿气而成痹也。"可知其治，首重扶助正气，兼以祛邪，使正旺邪却，痹证乃愈。详审《金匮要略》之桂枝芍药知母汤、乌头汤、侯氏黑散等皆以此法示范。因此，业师治疗本病，非常重视扶助正气，气虚者常选党参、黄芪、白术、茯苓等品；血虚者常用当归、熟地、鸡血藤之属；阳虚者习用鹿角片、企边桂、淫羊藿、巴戟等味；阴亏者首选知母、白芍、生地。在扶正的基础上，根据寒热的不同，益以祛风散寒除湿或祛风清热除湿之药，共奏扶正祛邪之功。

2. 邪有偏盛之异，临证主辨寒热

风寒湿热侵袭人体，有偏多偏少之差，所以表现的症状也不完全相同。如风多寒湿少的，则见游走性疼痛，《素问·痹论》称"风气胜者为行痹"；寒多风湿少的，则疼痛较为剧烈，《素问·痹证》称"寒气胜者为痛痹"；湿多风寒少的，则疼痛不显而酸麻重着，《素问·痹论》称"湿气胜者为着痹"；风寒湿痹如果向热转化，或直接感受风湿热邪，即可出现关节红、肿、热、痛而为热痹。然业师认为，痹证是体虚而数邪杂至所作，病性上唯寒热之异。因此，业师宗吴瑭"大抵不外寒热两端"之说。临证在辨正虚（气、血、阴、阳虚）外，病性上主辨寒热。凡关节红肿热痛者，即为热痹，余则多为寒痹或寒热夹杂之痹。热痹者法当清热除湿，活血散瘀，业师常用二妙散加党参、土茯苓、赤芍、钻石黄、枳壳、桑枝等以治之；寒痹者法当温经散寒除湿，理气活血通络，业师常用阳和汤加党参、黄芪、小茴香、鸡血藤、丹参、红花之类

以治疗；寒热夹杂者，察其偏盛随证治之。

3. 痹者闭也，治痹务必于"通"

业师认为，痹即闭阻不通之意。痹证是由风寒湿热之邪，乘虚侵入人体，引起气血运行不畅，经络阻滞而为病。其主要病机是气血闭阻不通。故其治，务必着眼于一个"通"字。业师在临床上，常在扶正、祛邪为主的基础上兼以理气活血，使经脉流畅，气血通调。他认为，理气有利于除湿、活血，以"气行则血行""气行则湿行"也；活血则有利于除湿、祛风、温经散寒。常云："血脉通则湿气行；血液活则邪风去；血行畅则经得温养，寒邪易散也。"故业师治疗痹证，在辨证论治的基础上，皆伍以理气活血之品。理气常选小茴香、橘核、枳壳之属，活血常用丹参、鸡血藤、川芎、赤芍、红花之类。对血瘀显者，即以桃红四物汤加味治之。

4. 久痹不已，治需涤痰化瘀、搜风通络

业师认为，痹证日久不愈，气血周流不畅，而使血停为瘀，湿郁为痰。痰瘀互结，与风寒湿热之邪胶着不解，阻闭经脉，深入骨骱，致使病深难解。临床主要表现为关节肿胀、僵硬，肢体麻木，疼痛固着，或关节畸形等。对于此证的治疗，业师在辨证论治的基础上，常加涤痰化瘀、搜风通络之品。涤痰常用白芥子、禹白附，化瘀常选土鳖虫、九香虫、川芎、红花之属，搜风通络常用蜈蚣、全蝎、蜂房、地龙等品。他认为，白芥子、禹白附是涤痰之圣品，痰在经络、筋骨，非它莫属；土鳖虫、九香虫、川芎、红花等品，活血力强，瘀在筋骨，用之最宜；蜈

蚣、全蝎、蜂房、地龙是搜风之佳品，通络之良药，风在经络、骨骼，非此类则力有未逮。

5. 审证需察鼻咽，治痹毋忘肺系

业师常云，鼻咽是肺之门户，风寒湿热之邪侵袭人体，鼻咽首当其冲。故痹证可发生于咽部疼痛之后；或有鼻渊、咽痛病史；或在关节、肌肉疼痛的同时，伴有鼻塞、咽痛。因此，业师在临证时，非常重视鼻咽部的审察，凡有鼻塞、咽部疼痛或红肿，即着眼于鼻咽疾病的治疗。风热者用银翘马勃散加蒲公英、赤芍、威灵仙等品；湿热者用甘露消毒丹加减治之；阴虚者用玄麦甘桔汤加丹皮、浙贝母、威灵仙、射干、苍耳子之属；虚寒者用麻黄附子细辛汤加桔梗、丹参之类。常云："肺主一身之气，肺气强则可御侮于外，诸疾不作；肺气通调，则风寒湿热之邪难留，痹亦难成。故治痹需治肺系，肺系健常，则痹可缓解。"

6. 重视饮食居处，强调辨证调护

业师云，饮食致痹，《内经》早有论述，如《素问·痹论》："饮食自倍，肠胃乃伤。""饮食居处，为其病本也。"但常被人忽视。然临床所见，痹证的发生，确与饮食品种、类型和饮食物的消化、吸收、代谢有很大关系。如痛风的发生，即是饮食（嘌呤）代谢紊乱所致，常因饮食不当（如食动物内脏、海产品、酒类等）而发或加重。此外，痹证的发生与久居湿地，冒雨涉水等密切相关。因此，业师治疗痹证，非常重视饮食居处，强调辨证调护。热痹者，嘱其忌食辛辣厚味；病属痛风者，嘱其忌食动物内脏、海产品、酒类等，控制蛋白质的摄入；寒痹

者，嘱其灸之、熏之。并告诫患者，慎起居，避风寒湿邪之侵袭。证之临床，重视饮食居处的调护，对于痹证的治疗和防止复发具有非常重要的意义。

7. 典型病例

病例1：谢某，男，19岁。1992年9月21日初诊。

患者右踝关节红肿热痛6天。服中、西药治疗，效果欠佳。现右踝关节红肿热痛，不能触地；发热，口干，舌质红，舌苔黄腻，脉滑。诊为热痹，证属湿热痹阻经脉，血行瘀滞。治以清热除湿，活血通络。药用：

苍术30g，黄柏30g，党参30g，苡仁30g，牛膝15g，钻石黄30g，威灵仙30g，赤芍30g，枳壳15g，神曲30g，甘草6g。水煎服，2日1剂。

服药2剂，热退，踝关节红肿热痛明显减轻。续服3剂，诸症消失。

病例2：李某，女，34岁。1993年11月10日初诊。

患者出现双下肢冷痛4年。曾服中、西药治疗，效果欠佳。症见：自觉双下肢冰冷酸痛至膝，遇寒则加剧，得温则减轻；兼见身倦乏力，短气，形体消瘦，舌质暗淡有瘀点，舌苔白，脉沉细。诊为寒痹，证属寒湿痹阻经脉，气虚血瘀。治以温经散寒除湿，益气活血通络。药用：

麻黄10g，鹿角片30g，黄芪30g，熟地30g，炮姜10g，企边桂6g，白芥子15g，小茴香12g，红花10g，甘草12g。水煎服，2日1剂。

服药3剂，下肢冷痛明显减轻。上方去红花，加当归30g，神曲

30g。续服 4 剂，下肢冷痛消除。续服补中益气丸、金匮肾气丸以善后。

病例 3：刘某，女，38 岁。1992 年 9 月 12 日初诊。

患者腰部疼痛 2 年，加重 40 天。曾服中、西药治疗，疼痛时轻时重，未能痊愈。症见：腰背部胀痛，活动则舒，手指麻木，舌质暗红，舌苔白少津，脉沉细涩。师曰：此为风寒湿邪痹阻经脉，脉络瘀滞。法当活血化瘀，祛风除湿通络。药用：

桃仁 12g，红花 12g，当归 30g，川芎 30g，赤芍 30g，生地 30g，知母 30g，羌活 15g，威灵仙 30g，枳壳 15g，甘草 10g。水煎服，2 日 1 剂。

服药 3 剂，腰背疼痛消失，但仍觉手指麻木。上方去红花、桃仁、知母，熟地易生地，加黄芪 30g。续服 6 剂而愈。

病例 4：陈某，男，52 岁。1993 年 5 月 27 日初诊。

患者双手指关节反复疼痛 2 年，加重 36 天。查"RF"为阳性。诊为"类风湿性关节炎"。经住院服西药治疗 24 天，关节疼痛仍剧，求治于师。症见：双手指关节肿胀疼痛，夜间痛剧，指关节肿大变形，屈伸不利，口干，舌质红，舌苔黄腻，脉缓。师曰：此病为虚实夹杂，风寒湿邪深入骨骱，郁遏化热，痰瘀阻滞经脉。治以扶正祛邪，清热除湿，活血涤痰，搜风通络。药用：

党参 30g，蜈蚣 4 条（冲服），苍术 30g，黄柏 15g，白芥子 30g，威灵仙 50g，赤芍 50g，知母 30g，小茴香 12g，甘草 10g。水煎服，2 日 1 剂。

服药 3 剂，指关节疼痛明显减轻。原方加神曲 30g，续服 3 剂，痛止。嘱其将上方倍量，细研为粉，炼蜜为丸，每丸重 10g，每服 1 丸，1

日 3 次，饭后温开水送服。共服 2 料，现病情稳定，疼痛未作。

（景洪贵　整理）

八、鼻衄分暴久，反治可获效

业师主张，暴衄施治，宜降气以降火，火降则衄自止；久衄施治，或补水以制火，或补阳以生阴，认为寒凉之剂不可轻投，反治可获奇效。

1. 阳虚阴必走，补阳可护阴

鼻衄虽以火热为多，然而鼻衄日久或出血量多，则易致血亡气脱。此时，其脉多细微无神，伴见自汗、气短、声低。明·赵献可云："有形之血不能速生，无形之气所当急固。"其治当救真阳于将断之时。业师治疗此类出血，多采用温阳益气固脱，引火归原，导血下行之法，收效甚著。

如治王某，女，38 岁。鼻衄 3 天。血流如注，延中西医针汤并进，鼻腔塞肾上腺素纱条，血仍不止。诊见：面色苍白，鼻血流出如注，鼻周血迹斑斑，苔薄白少津，舌淡红少神，脉细微无力，气短心烦，手足清冷。此为血亡气脱之证。治宜益气固脱，导血下行。药用党参 100g，制附片 10g，白芍 30g，牛膝 30g，黄芩 20g，枳实 15g，大黄 10g，甘草 20g，白茅根 60g。煎服尽剂而血止，气短、心烦减轻。衄初止，恐其复作，于原方中去大黄，加龙骨、牡蛎各 30g 以收敛止血、镇心安神。续服 2 剂心烦解，手足转温。后以四君子汤加山药、熟地调理而愈。

2. 阴亏火上浮，阴复火自降

肝肾阴亏于下，则无根之火易浮泛于上，迫血外溢则易致鼻衄。其病程一般较长，多伴见面色不华，两颧微红，脉数微弦。治宜甘寒补阴，凉血止血。业师一般常用补肾益阴之白茅根、旱莲草，使上浮之火得以下行。由于患者病程日久，气血由此而亏，故加用猪肉炖服，既补"肾气虚竭"（《千金·食治》），又补脾胃、"滋肝阴"（《随息居饮食谱》），以充化源，使气阴渐复而虚火归根，其治两济标本之急，鼻衄自止。

如治张某，女，52岁。患高血压12年。近3年鼻衄反复发作，经中西医止血药治疗屡愈屡发。发则1月左右方止，延月余又发。此次鼻衄，虽经治疗，但已20天未止，鼻腔塞肾上腺素纱条，则血从口中溢出。诊见：面色无华，两颧微红，头晕心悸，舌淡红，苔薄黄少津，脉细数微弦。治以滋阴凉血，补脾益肾。药用白茅根、旱莲草各100g，猪肉（肥瘦兼半）200g，共炖汤食用，1日1剂。服1剂后鼻衄渐止，服2剂后血停，惟头晕、心悸、乏力。原方继进2剂后，头晕、心悸渐平，精神渐振。嘱服六味地黄汤3剂善后。追访2年，鼻衄未复发。

3. 火乃气之余，气降火无源

血热妄行所致之鼻衄，其证有火证火脉可据。血属阴，本纯静而不动，必随气之鼓动而运行不息。若脾胃积热或郁怒伤肝，均可导致气机逆乱而致鼻衄，即丁甘仁先生所云："天下无逆流之水，人事无倒行之血；水之逆流者因乎风，血之倒行者因乎气，气逆则血溢矣。"火乃气之余，降气则火无源，火消而气难逆。业师治疗本证常在大队凉血止血药中配伍一味枳实降气之逆。血随气降，故不上溢而愈。

如治巨某，女，40岁。1993年5月15日初诊。患鼻腔干燥，常流鼻血24年。患者16岁开始出现鼻腔干燥，常流鼻血，发则10余日方愈，延1～2月又发。五官科检查见鼻黏膜充血。此次鼻出血已3天，右侧鼻孔为甚，初起点滴出血，近2天血流如注，用明胶海绵填塞鼻腔仍血流不止。舌暗红，苔薄黄，脉弦数，为血热妄行。治以养阴清肺降气，凉血止血。药用黄芩、连翘、芦根、南沙参、大蓟各30g，白茅根、旱莲草各50g，枳实15g。服上方1剂，出血明显减少。续服2剂，出血停止，原方去大蓟，加麦冬30g，又服5剂痊愈。随访已1年未复发。

（张耀　整理）

九、鸡猪煎治疗牙髓炎费省效宏

"牙痛不是病，痛起来要人命"，这是民间谚语对牙髓炎的描述。说不是病，是指本病一般既没有头痛发烧等全身不适，也没有红肿胀热等局部不舒，它的唯一症状是疼。疼的范围是上贯头顶，横连面颊；疼的特点是来势急速，程度剧烈。持续时间长，间歇时间短，夜间更甚。接触热饭热汤立即大发；接触冷饭冷汤可缓解一瞬，随即报以剧痛。汤水难进，眠食俱废，真是痛起来要命啊！

衡量治疗本病的效果如何，只有一个标准——痛与不痛。拔牙、钻牙收效又快又好，但后遗症多；一般消炎止痛药，多有"王道迟缓"难于救急之嫌。用鸡猪煎治疗本病，常有立竿见影的效果。方用：干鸡屎藤100g，鲜猪肉200g（肥瘦兼备），加水1500mL，文火炖1.5小时，不放盐。吃肉喝汤，分2次服完。1日1剂，常可止痛。痛止再如法服

2～3 剂巩固疗效。本病来势急速，有风的特性；痛势剧烈，有火的炎威。所以一般叫它"风火牙痛"。鸡屎藤祛风泻火止痛，是主药；猪肉甘咸平，润燥生津，以助鸡屎藤泻火，是辅药。二药合用，扶正祛邪，标本兼顾，能收速效，又不费钱，请君一试！

十、独辟蹊径治喉痹

喉痹临床常见，病变常易反复，治疗较为棘手。业师审证求因，治疗别开蹊径，屡获良效。

1. 实热壅盛，清热解毒毋忘凉血散瘀

咽喉为肺胃的门户，若外感风热邪毒，伤及肺卫，侵犯咽部，或胃热壅盛，火邪熏灼咽喉，热盛血瘀，则咽部红肿热痛，吞咽不利或困难，口干喜饮，甚则高热，舌质红，舌苔薄白或黄，脉数。检查可见咽部及喉核红肿，悬雍垂肿胀，或颌下有瘰核。对于本证的治疗，业师以清热解毒、凉血散瘀为大法，并言："咽部因热则血瘀而红肿，血瘀则脉络不通而疼痛。治应清热解毒，毋忘凉血散瘀。"他常用银翘马勃散加蒲公英、黄芩、威灵仙、赤芍、丹皮、甘草进行治疗，疗效颇佳。

佟某，女，7岁。1991年10月14日诊。因发热咽痛3天，自服板蓝根冲剂无效。诊见：体温38.4℃，咽痛，吞咽不利，咳嗽，口干。查：咽部红肿，悬雍垂肿胀，左侧颌下有瘰核1个，舌质红，舌苔薄白，脉数。证属风热喉痹。治以清热解毒、凉血散瘀。药用：

银花12g，连翘10g，马勃6g，牛蒡子10g，射干10g，威灵仙10g，黄芩12g，赤芍12g，蒲公英15g，丹皮6g，神曲12g，甘草3g。

服药 2 剂，热退，咽痛减轻；续服 2 剂告愈。

按：患者因外感风热邪毒，伤及肺卫，侵犯咽喉，热盛血瘀，故见发热，咽喉红肿疼痛。自服板蓝根冲剂，虽清热解毒，但未凉血散瘀，故服之效果欠佳。方用银翘马勃散加蒲公英、黄芩、威灵仙、甘草清热解毒利咽；赤芍、丹皮凉血散瘀；神曲和胃，以防苦寒伤胃之弊。诸药合用，使热清、毒解、瘀散，诸症得除。

2. 阴虚火旺，养阴清热须兼理气活血

虚火喉痹，临床最为常见，主要是肺肾阴虚，津液不足，虚火上炎，循经上蒸咽喉所致。以咽部不适、疼痛、异物感，常伴有吭咯动作为特点；常兼有咽痒、咳嗽、干呕等症状。检查可见咽部暗红，喉底处血络扩张，有散在颗粒，或互相连合成片如帘珠状，甚则喉底肌膜干燥、萎缩。业师认为，本证的基本病理为虚火上炎，气滞血瘀。故以养阴清热为大法，并参入理气活血之品，用玄麦甘桔汤加枳壳、丹参、赤芍（瘀甚者加红花）为基本方进行治疗，常获满意疗效。

郭某，女，40 岁。1991 年 11 月 21 日诊。咽痛 5 年余。每因讲话太久，或受凉后则咽部灼热疼痛，咽干涩。西医诊断为"慢性咽炎"，经治罔效。诊见：咽部灼热干涩疼痛，有异物感，晨起干呕。查：咽部暗红，有密集的颗粒，互相融合，喉底肌膜干燥，舌质暗红，舌苔薄白少津，脉沉细涩。证属阴虚火旺，气滞血瘀，治以养阴清热，理气活血。药用：

玄参 50g，麦冬 30g，桔梗 30g，赤芍 30g，丹参 30g，枳壳 15g，红花 3g，甘草 12g。

巴蜀名医遗珍系列丛书

服药 3 剂,咽痛明显减轻;续服 10 剂,诸症消失。继以六味地黄丸加活血之品调治。随访,未复发。

按:业师常云:"治疗喉痹,一应针对病因'火'而治,一应针对病理'瘀'而治。治喉痹不行其瘀,非其治也。"故治虚火喉痹,主张养阴清热,理气活血。方用玄麦甘桔汤养阴清热;丹参、赤芍、红花活血化瘀;枳壳理气行滞,"气行则血行",可助活血药以行瘀,助养阴药以承阴液于上,且可防养阴药呆滞不灵之弊。诸药合用,阴液增而虚火降,气血行而瘀血散,其证可愈。

3. 阳虚喉痹,益气温阳佐以活血通络

阳虚喉痹,主要是由于喉疾日久不愈,阴损及阳,或因其人素禀阳虚,或用阴柔药过甚,皆可导致本证。表现为咽部疼痛,神疲乏力,舌质淡,舌苔白,脉沉细。检查可见咽部肿胀,颜色暗淡。业师常用参附汤加桔梗、甘草、丹参、红花、肉桂、黄连以益气温阳、活血通络进行治疗。若兼表寒,恶寒声嘶者,合麻黄附子细辛汤。

苏某,女,32 岁。1991 年 12 月 19 日初诊。咽痛伴声嘶一年。易医数人。服清热泻火养阴之剂及抗生素治疗,未减。诊见:咽部疼痛,恶寒声嘶,咽痒,微咳,咽部肿胀,颜色暗淡,喉底部有散在颗粒,舌质暗淡,舌苔白滑,脉沉细。证属阳虚喉痹。治以益气温阳,佐以活血通络。药用:

党参 30g,附片 10g,丹参 30g,桔梗 30g,麻黄 6g,细辛 6g,肉桂 6g,黄连 12g,红花 3g,甘草 12g。

服药 3 剂,声音正常,咽痛明显减轻。上方去麻黄、细辛,续服 4

剂，咽痛消除。遂以金匮肾气丸善后。随访无恙。

按：业师云："咽部之疾，凡局部颜色不红者，多属虚寒之证。"该患者咽痛声嘶，舌淡，脉沉细，验之咽部，其色暗淡，虚寒之证显，故服养阴清热之剂无效。方用党参、附片、肉桂益气温阳；麻黄、细辛、桔梗、甘草宣肺利咽；丹参、红花活血通络；反佐黄连以防温热太过。诸药合用，共奏益气温阳、利咽活血之功。药证相符，服之遂愈。

4. 湿热内蕴，清热化湿着眼中焦

湿热为病，以中焦脾胃为病变中心。咽喉为胃之门户，若湿热内蕴中焦，最易熏蒸咽喉为患。症见咽部疼痛，吞咽不利或困难，口干不欲饮，甚则高热，舌质红，舌苔白厚滑或黄腻。检查可见咽部红肿，甚则颌下瘰核。治宜清热解毒，活血化湿。业师常用甘露消毒丹加减以治之，屡获殊效。

蓝某，男，34岁。1991年8月27日初诊。咽痛1月。曾肌注青霉素5天，服清热泻火中药10余剂未效。诊见：咽部灼热疼痛，吞咽不利，口干不欲饮，头昏重，四肢倦怠，汗多，小便黄，咽部红肿，左侧颌下瘰核1个，舌质红，舌苔黄厚腻，脉弦缓。证属湿热内蕴。治以清热解毒，活血化湿。药用：

藿香15g，草豆蔻10g，茵陈30g，黄芩15g，连翘12g，石菖蒲6g，赤芍15g，青黛15g（布包煎），蒲公英30g，浙贝12g，射干12g。

服药2剂，诸症明显减轻；上方去青黛，续服3剂而愈。

按：咽喉红肿热痛，治宜清热解毒利咽，用银翘马勃散加丹皮、赤芍等，常可奏效。然证属湿热内蕴者，用之则为南辕北辙，缠绵难愈。

巴蜀名医遗珍系列丛书

其治应以清热化湿为主，着眼中焦。方用藿香、草豆蔻、菖蒲芳香化湿于中；茵陈清热利湿于下；黄芩、连翘、浙贝母、青黛清热解毒；射干、赤芍活血散结。使湿去热清瘀散，其证即愈。

（景洪贵　整理）

十一、治肺活血论

业师遵古创新，临床经验丰富，在治疗肺系疾病方面，提出了"肺病多瘀"的观点、倡导"治肺需活血"的治疗大法。证之临床，疗效显著。

1. 肺病多瘀

业师认为，肺与血液有密切关系，主要表现在两个方面：一方面是肺主气，具有调节全身气机，推动血液运行的作用。血液在脉管中运行，依赖于肺气的推动，随着气的升降而运行至全身，故云"气为血帅""诸气者，皆属于肺"。另一方面，肺是血液进行气体交换的场所，全身的血液都是通过经脉而聚于肺，然后再输布到全身。正如《素问·经脉别论》说："肺朝百脉，输精于皮毛。"然血液进行气体交换的完成，主要依赖于肺主气、司呼吸以及宣发肃降功能。肺功能正常，则血液正常进行气体交换，从而维持人体新陈代谢的相对平衡。当各种原因导致肺的功能失常，如肺气虚，则肺主气、司呼吸的功能减弱；外邪犯肺，或他脏功能障碍，牵累于肺，则肺的宣发肃降功能失调，均可使肺气不能推动血液正常循行，影响血液进行气体交换，而致血液瘀滞。故业师云："肺主一身之气，肺气和，则血脉利；肺气病，则血脉瘀；血脉瘀，则肺病益甚。故肺病多夹瘀。"

2. 治肺需活血

业师认为，活血化瘀可以改善肺部血液循环，促进血液进行气体交换，从而恢复肺的宣发肃降功能。因此，业师治疗肺系疾病，在辨证论治的基础上，常加入活血化瘀之品。实证常选桃仁、赤芍、莪术；虚证常选丹参、鸡血藤；胸部胀闷疼痛者，选加香附、郁金、降香；血瘀痰滞者，加红花、泽兰。他认为，桃仁活血化瘀，宣肺止咳，功兼两用，用治咳嗽血瘀最为合拍；丹参性味平和，化瘀而不伤正，虚实皆可遣用；赤芍既可活血，又可缓解气管痉挛；莪术活血力猛，但有清热解毒之功，肺热咳喘最为适用；红花、泽兰活血化湿，血瘀痰滞，用之允当；香附、郁金、降香活血行气，胸闷胸痛者，用之颇效。

（1）宣肺活血治咳嗽

业师治疗咳嗽，以宣肺活血为大法，外感咳嗽者，治以解表散邪，宣肺活血；内伤咳嗽者，治以扶正祛邪，宣肺活血。

如治何某，男，34岁。1991年9月4日初诊。患咳嗽伴胸闷6月，胸部拍片示："肺部间质性炎变"。经住院用青霉素治疗40天，又服中、西药治疗近5月，疗效不佳。现咳嗽频作，痰少，胸闷，神疲乏力，形体消瘦，声低气短，面色白，口干，舌质暗淡、舌苔薄黄少津，脉弦涩。证属气阴两虚，肺燥夹瘀，失于宣肃。治以益气养阴，清热润燥，宣肺活血。药用：

沙参30g，黄精30g，黄芩15g，连翘12g，浙贝母12g，桔梗15g，桃仁15g，赤芍30g，郁金12g，鱼腥草30g，甘草6g。

服上方 3 剂，咳嗽明显减轻，胸闷消失。上方去沙参、郁金，加党参、麦冬、丹参，续服 9 剂，诸症消失。拍片复查，肺部未见异常。

（2）益气活血平虚喘

业师治疗虚喘，常以益气养阴活血为大法。气虚者，用五味异功散合女贞子，再加活血之味；阴虚者，用生脉散合女贞子，再加活血之品；气阴两虚者，两方合而用之。

如治张某，男性，68 岁。1991 年 10 月 12 日初诊。反复咳喘 17 年，加重 2 月。现咳嗽，气喘，短气不足以息，动则尤甚。兼见心悸，自汗，形体消瘦，面色暗滞，唇色暗，舌质暗淡、苔薄白，脉沉细数。证属肺肾两虚，兼夹血瘀。治以肺肾双补，益气活血。药用：

党参 30g，丹参 30g，女贞子 30g，白术 12g，茯苓 15g，陈皮 12g，红花 12g，五加皮 12g。

服上方 4 剂，气喘平息，心悸消除。上方去红花、五加皮，加山药续服 10 剂，病情稳定，未见喘息、心悸之象。

（3）益气强心，活血利水疗肺胀

肺胀是多种慢性肺系疾患反复发作，迁延不愈，导致肺气胀满、不能敛降的一种病证。以咳嗽、气喘、水肿、心悸等为临床特征。业师认为，本病的病位在肺与心，涉及脾与肾，病理上主要表现为气（阳）虚、痰阻、水停、血瘀，且易于化热，属虚实夹杂之证。业师治疗本病的基本治法为益气强心，活血利水，常以人参、五加皮、丹参、葶苈、大枣、黄芩、枳实或青皮等组成基本方药，随证加减。

如治都某，男，56 岁。1991 年 11 月 24 日初诊。反复咳喘 23 年，伴水肿、心悸 1 年，加重 2 月。症见咳嗽，喘息不能平卧，心悸；全身浮肿，以下肢为甚；面色晦暗，唇色紫暗，颈静脉怒张，小便量少，舌质紫暗，苔白滑，脉沉细数。证属心肺气虚，兼痰阻、水停、血瘀。治以益气强心，活血利水。药用：

人参 12g，五加皮 15g，丹参 30g，葶苈子 30g，大枣 30g，茯苓 30g，枳实 12g，黄芩 15g，红花 10g。

服上方 3 剂，尿量增多，心悸、气喘减轻。续服 6 剂，水肿消退，悸、喘平息。复用五味异功散加女贞子、山药、丹参调治，病情稳定，未见喘息不已、心悸、水肿之象。

（景洪贵　整理）

十二、自拟金水交泰汤治"肺心病"

肺为娇脏，易于致病，既病之后，变化多端，病机复杂，治疗颇为棘手。业师在长期的医疗实践中，对慢性肺源性心脏病研探颇深。他根据本病的病机特点，自拟金水交泰汤治疗慢性肺源性心脏病，疗效显著。

1. 脏气虚衰，痰瘀水饮互结

慢性肺源性心脏病，属中医"虚喘""支饮""肺胀""心悸"等病范畴。多由久咳、久喘、支饮、肺痨等反复发作，迁延不愈，致使肺、脾、心、肾等脏虚损，出现咳唾、喘息、胸腹胀满、短气、动则尤甚等症，重者面色晦暗，唇甲发绀，心悸，面浮胫肿。

业师根据长期临床观察，结合本病的临床表现认为，本病的形成，是由多种病因所致的综合病变。肺为娇脏，易受外邪侵袭，邪入于肺则宣肃失司，咳喘由生；久而肺虚，又易感外邪，致喘咳迁延反复。肺与心同居上焦，肺主气朝百脉，辅心而行血，肺虚及心，则无力推动血脉运行而致脉络瘀阻，气道阻滞。肺虚及脾则转输失职，致痰饮内生，停聚于肺，影响肺之敛降。肺虚及肾，既使气不下纳而致气逆于肺，出现呼多吸少，又使蒸化功能失职，导致水饮内停。初则因病致虚，因虚而内生的病理产物如痰饮、瘀血等邪壅塞于肺，使肺之宣降进一步失司，加重喘咳，更损肺气，故继则因虚致病。如此反复，使诸脏交亏，互为因果，愈演愈烈。

业师强调指出，本病病位在肺与心，涉及脾与肾，病理演变初由外邪侵袭，继则脏气虚衰，痰瘀水饮随虚而生。水饮瘀血皆为阴邪，其性属寒，但因久宿于肺，郁而化热，故其表现多为虚实寒热错杂之证。只是由于个体因素和病的阶段不同，四者之孰轻孰重颇不一致。

2. 标本兼顾，补行清温同施

业师主张治疗本病宜祛邪与扶正兼顾，清热与温散同施。倘纯补则恋邪，只祛邪则又伤正。业师根据本病病机特点自拟金水交泰汤。其方药组成如下：

南沙参 50g，黄精 30g，地龙 30g，苏子 30g，赤芍 30g，木蝴蝶 10g，制南星 15g，葶苈 15g，黄芩 30g，甘草 15g，沉香 6g(研末冲服)。

业师应用本方，非常重视药量，是其经验独到之处。若心悸气短较甚者，南沙参加至 100g，葶苈加至 30g，不但能润肺平喘，且能益气强心；痰涎胶固难咯者，制南星加至 30g；长期应用激素的病例，甘草加至 30g，可酌减或停服激素；痰瘀阻碍肺气，瘀滞心脉而见心悸、唇甲紫绀、胁下痞块等症者，加桃仁、五加皮，一以"止咳逆上气"（《别录》），一以活血强心；阳虚水泛而见面浮胫肿，加茯苓，减甘草；肺气耗散，心阳欲脱者，加红参或合生脉散；痰瘀阻遏，蒙蔽清灵，症见神志恍惚，时清时乱者，加石菖蒲、远志化痰通窍。

基本方用南沙参养阴清肺；甘草益气祛痰；黄精一药，《本草从新》谓其"入心、脾、肺、肾四经"，具有气血阴阳并补之功。三药合用，补其既虚之脏，使其本固则足以抗邪。制南星、苏子性味辛温，化痰燥湿；葶苈、地龙性味辛寒，泻肺通络。两组药一阴一阳，一缓一峻，使水饮得化，顽痰可蠲。痰浊水饮蕴肺，易于化热，阻闭气道，故用黄芩清肺泄热，防止化火刑金；木蝴蝶宽胸快膈，疏通气道壅闭。痰壅则气滞，气滞则血郁，故用赤芍活血解挛；母病及子，肺病则肾虚，肾虚则难纳气，故用沉香以纳气归肾。全方补泻并施，清温并用，治上顾下，标本兼赅，共奏扶正以抗邪、祛邪以扶正之功效。

3. 典型病例

韩某，女，60岁。1992年1月10日初诊。

反复喘咳30年，加重2年。1961年6月由东北转业到绵阳工作即开始出现气喘、咳嗽。初服西药可缓解症状，但停药即复发。近2年来喘咳加重，长期服用抗生素及平喘止咳药和激素药不见好转。刻诊：喘息张口抬肩，不能平卧，胸闷，右胁下胀痛，稍动则心悸气不得续。体胖，面浮丰满如月，双下肢轻度水肿。面色晦暗，唇及爪甲紫暗。舌质暗红，边尖齿痕，苔白腻，脉沉细数。证属脏气虚衰，痰瘀水饮互结。治以益气宁心，化痰祛瘀利水。处方：

南沙参100g，葶苈、黄精、黄芩、地龙、苏子、赤芍、甘草各30g，制南星15g，木蝴蝶、五加皮各10g，沉香6g（研末冲服）。

服药2剂，喘咳、心悸大减，咯痰利，尿量增多。原方续服3剂后轻微喘促，咳嗽，下肢肿消，自觉呼吸畅快。原方去南星、五加皮，甘草减至10g，常服以巩固疗效。

刘某，男，70岁。1992年1月17日初诊。

咳嗽、气喘15年，遇冬加重。近7月来咳嗽，喘息，吐清稀痰涎，动则喘甚。住院服西药治疗仅能取快于一时，停药则又复发。出院后自服梨膏糖1月不见减轻。现咳嗽倚息不得卧，疲乏无力，轻微活动则胸闷，憋气，心悸。诊见：唇周及爪甲紫暗，双下肢膝以下轻度凹陷性水肿，舌暗红，苔黄腻，脉缓滑。乃脏气虚衰，饮瘀阻于肺系，治以益气宁心、祛痰化饮肃肺。处方：

南沙参50g，黄精、苏子、地龙、黄芩、赤芍、葶苈各30g，制南星、甘草各15g，木蝴蝶10g，沉香6g（研末冲服）。

服上方1剂，喘咳大减；续服2剂后，诸症明显好转。后用补益脾肺之剂巩固疗效。

（张耀　整理）

十三、独具匠心辨治支气管哮喘

支气管哮喘临床常见。以阵发性呼吸困难、哮鸣、咳嗽和咯痰为临床特征。常反复发作，经久难愈，治疗较为棘手。然业师在治疗本病方面，独具匠心，屡获良效。

1. 病因

业师认为，支气管哮喘的发生，主要是肺脾肾三脏亏虚，抵抗力低下，不能耐受各种致敏因素的刺激所致。肺主气、司呼吸，主宣发肃降；脾主运化，为后天之本，气血生化之源；肾为气之根，先天之本。三脏之气旺盛，内可温养五脏六腑，外可温煦肌肤腠理、四肢百骸，纵有外邪侵袭，弗之能害。正如《素问·遗篇·刺法论》所说："正气存内，邪不可干。"当肺脾肾三脏亏虚，抵抗力低下时，就不能耐受外界致敏因素（煤气、花粉、灰尘、螨、冷空气、化学物品等）的刺激，导致肺的宣发肃降功能失常而发病。正如《素问·评热病论》所说："邪之所凑，其气必虚。"既病以后，业师认为本病有三种病理变化：一是肺失肃降，水液不能下输膀胱，聚而为饮为痰，阻于气道，加重病情；二是肺气不能推动血液运行，血液在肺部也不能正常地进行气体交换，从而导致肺脏瘀滞，宗气不能布散于全身，而出现唇、舌紫暗，短气不足以息，甚则出现手脚厥冷、心悸等症；三是导致肺脾肾三脏更加亏虚，抵抗力每况愈下，耐受能力日渐降低，致使本病反复发作，缠绵难愈。由是，业师指出肺脾肾三脏亏虚、抵抗力低下、不耐刺激、肺失宣降、痰饮内停、血行瘀滞为支气管哮喘的主要病因病理。

2. 治疗

业师认为，本病属虚实夹杂、本虚标实之证。所谓"虚"，主要表现为肺脾肾三脏亏虚；所谓"实"，主要表现为痰瘀互结和易于化热等方面。因此，业师以攻补兼施、急则治标、缓则治本为其治疗原则，并根据支气管哮喘的病因病理和病变特点，采取以下方法进行治疗。

（1）发作期急当抗过敏，调气涤痰、宣肺活血

业师云，支气管哮喘在发作期，主要矛盾是过敏物质对肺系的刺激，导致肺系功能失常。故其治，急当抗过敏以消除致病之因，兼以调气涤痰，宣肺活血以恢复肺的功能，从而使哮喘及时缓解。基本方：

紫草30g，地肤子30g，柴胡15～30g，南沙参30～50g，黄芩30g，制南星15g，丹参30g，桔梗30g，枳壳15g，生姜12～15g，大枣30g，甘草15～30g。小儿用量酌减。水煎服，1日4次。

加减原则：哮喘甚者，加葶苈、木蝴蝶以降气平喘；心悸者，加五加皮以强心；热甚者，加鱼腥草或蒲公英以清泻肺热；血瘀甚者，加红花以活血化瘀。

方中紫草、地肤子、大枣、甘草据现代药理研究显示具有明显的抗过敏作用。其中甘草有糖皮质激素样作用，抗过敏作用较强，故重其量；业师认为，治痰须调气，调气尤当调枢机，枢机利则气机畅，气机畅则痰饮消，故用柴胡、枳壳、制南星、生姜以调气化痰散饮；南沙参、大枣、甘草扶助正气；黄芩清泻肺热；丹参、桔梗宣肺活血，以改善肺部血液循环，有利于肺功能的恢复。

（2）缓解期治以补益肺脾肾，增强机体抵抗力

业师认为，本病的主要原因是肺脾肾三脏亏虚，抵抗力低下，故对本病的治疗，重点应放在缓解期的调养，以补养先、后天为法，目的在于增强机体抵抗力，以图根治。基本方：

党参30～50g，白术15g，茯苓15～30g，黄芪30g，山药30g，女贞子30g，陈皮12g，丹参30g，甘草12g。小儿用量酌减。水煎服，1日3次。

或将上药倍量，再加紫河车50g，百合50g，蛤蚧1对。共细研为粉，炼蜜为丸，每丸重10g，每服1丸，1日3次，饭前温开水送服，连服2～4个月。

方中党参、白术、茯苓、黄芪、甘草补土生金；山药、女贞子、蛤蚧、百合补益肺肾；紫河车补益精血。据现代药理研究，上述药物均具有增强机体免疫功能的作用。丹参活血以改善肺部血液循环；陈皮醒脾理气，以防补药呆滞之弊。诸药合用，共奏补脾肾、益肺气、增强机体抵抗力之功，使正气旺盛、抵抗力增强，能耐受各种因素的刺激，本病即随之而愈。

3. 验案举例

毛某，女，45岁，干部。1991年8月4日初诊。

反复哮喘3年，发则需服抗生素、激素、氨茶碱等药后，方能缓解，经某医科大学附院诊为"支气管哮喘"。1月前哮喘复作，经服螺旋霉素、地塞米松、氨茶碱后，哮喘明显减轻，但停药后哮喘仍剧，求治于师。证见：晚间11时许则哮喘不已，不能平卧，白天则减轻，兼见干咳痰少，胸闷，神疲乏力，短气，面色暗滞，形体消瘦，舌质暗淡，舌苔白，脉沉细。双肺可闻及哮鸣音。药用：

紫草30g，地肤子30g，柴胡15g，南沙参30g，制南星15g，黄芩30g，桔梗30g，丹参30g，大枣30g，枳壳15g，生姜12g，甘草15g。水煎服。

服药3剂，哮喘明显减轻。续服3剂，哮喘平息。药中病机，病势已缓，法当补益肺脾肾。药用：

党参 30g，白术 15g，茯苓 30g，黄芪 30g，陈皮 12g，山药 30g，女贞子 30g，丹参 30g，甘草 12g。水煎服。

共服 15 剂后停药。随访，未见复发。

（景洪贵　整理）

十四、慢性胃炎以平为期，法当中正

慢性胃炎是临床常见病，以上腹部经常发生胀痛为主症，常兼有纳差、腹胀、嗳气、吞酸、呕恶，甚至呕血、黑便等症状。病情反复，常迁延难愈。业师在治疗本病方面积累了丰富的经验，创制的戊Ⅰ号、戊Ⅱ号等系列胃药，疗效甚佳。现将其经验介绍如下。

1. 治病求本，谨守胃的生理病理

业师认为，慢性胃炎的发生，是由于各种原因导致了胃的生理功能失常，产生一系列的病理变化。其本为虚，其标为实。其治应谨守脾胃的生理功能、病理特点而调之，恢复中焦的生理功能，以平为期。

（1）胃以通降为和，治胃病首重调理气机

胃为水谷之海，主纳运，以通降为和。胃之通降，主要依赖于肝气的疏泄、脾气的健运、肾阳的蒸腾及肺气的宣降。若过食辛辣、浓茶，苦寒伤中，或情志不舒，肝郁气滞等，均可致胃失通降，纳运不健，而出现胃脘疼痛。业师认为，胃气通降失常是本病的基本病机，主张调理气机为主要治法，常云："治胃须调气，气机调则胃气和，胃气和则疼痛止。治胃痛不宜纯止痛。"他遵"治脾胃之法，莫精乎升降"（唐笠山《吴医汇讲·卷七·辨脾胃升降》）之说，认为四逆散具有疏肝理脾、

和胃调气、升清降浊、缓急止痛之功，肝、脾、胃三脏皆调，是治疗胃病之佳方；效"凡治脾胃，当以调肺气……为先"（唐笠山《吴医汇讲·卷八·摄生杂话》）之训，认为陈修园《时方歌括》中的百合乌药汤是调理肺胃之气最理想的方剂，并云，方中百合入肺以调肺气，"肺主诸气""诸气者皆属于肺"，肺气一通则诸气皆畅。因此在临床上，业师常二方合用以调理脾胃气机，使胃气调和，升降有序，则疼痛自止。

（2）中焦宜健，疗胃病毋忘调养

脾主运化，胃主受纳。中焦之气健，则纳运正常，自无胃病之患。业师治疗胃炎，非常重视中焦宜健这一生理特点，在调理气机的同时，注重胃病宜养。业师云，"养"的方法有三：一是用药物以"养"，主要在于健脾益气、养阴益胃两方面。脾气宜升，喜燥恶湿，治以健脾益气，常用"四君"之辈，胃喜润恶燥，治在养阴益胃，常选用石斛、天冬、麦冬、火麻仁之属。二是情志调养，嘱其保持心情舒畅，避免劳逸过度。三是饮食调养，业师认为，饮食调养是治疗胃炎重要的一环，主张忌食辛辣厚味、生冷，禁酒、烟、浓茶、糖（糖，产酸，产气也）。证之临床，不可偏废。

（3）脾阴胃阳，治宜一清一运

脾属阴易生湿，胃属阳易生热。业师治疗慢性胃炎，重视脾胃的阴阳属性及病变特点，主张一清一运。一清，即清胃热。业师认为，胃属阳易生热，治疗胃病皆应佐以清热药，同时又告诫不能过用苦寒。他常选鱼腥草或蒲公英30g，或用小量黄连以清之。常云，鱼腥草、蒲公英味苦而不过寒，清胃而不伤中，既能清热健胃，又能化湿，是治疗胃病之佳品。一运，即运脾化湿。师曰，中焦受病，脾必失运，湿自内生，常出现脘胀、便溏、苔厚腻等症，故治应运脾化湿。他常选用草豆蔻、厚朴、茯苓、白术或苍术等味，诸药芳香醒脾化湿，使脾运健而湿邪去，诸症可解。

（4）胃主纳运，治需消导

胃主受纳，腐熟水谷。饮食物的初步消化在胃，一旦胃部有病，必影响胃的受纳和腐熟功能，使胃失纳运而出现胃脘胀满不舒、不思饮食，或嗳腐吞酸等症。故业师云："治胃需消导。"并在辨证施治的基础上，常佐以神曲、麦芽、莱菔子等品以帮助消化，促进纳运功能的恢复。证之临床，佐以消食健胃，可促进饮食物的消化，有利于迅速改善症状。但师云，此类药物不宜单服、久服。

（5）胃病多夹瘀，治胃需活血

胃为多气多血之脏，一旦脾胃有病，不仅影响气血的生成，而且影响气血的运行，初则气机不畅，继则血行瘀滞。因此，业师提出了"胃病多夹瘀"的病理特点，倡导"治胃需活血"的治疗大法。在治疗胃病时常加入活血化瘀之品，如丹参、郁金、红花等味。他认为，丹参性味平和，养血活血，化瘀而不伤正，虚实皆可遣用；郁金理气活血，功兼二用，用之最为适宜；红花活血化瘀，血瘀显者，用之最佳。

2. 治中焦如衡，法当中正

业师认为，慢性胃炎属虚实夹杂之证。所谓"虚"，即中焦的气虚、阴虚耳；所谓"实"，即夹"气滞、湿阻、热郁、血瘀"四方面。因此，业师根据临床表现，把慢性胃炎分为脾胃气虚气滞、兼夹湿滞血瘀和脾胃阴虚气滞、兼夹瘀热两大证型。在治疗上始终谨守脾胃生理、病理，综合考虑，力求中正。他推崇吴瑭"治中焦如衡，非平不安"之说，常云："治疗胃病必须时时顾护胃气，治以平和中正为宜。"因此，他主张疗寒不宜过温，慎用姜、桂、附之属；清胃不过用苦寒，推崇鱼腥草、蒲公英等品；理气慎用香燥，少用木香、香附、甘松、草果等味；活血禁用峻猛，丹参常为上品；养阴须防滋腻，不用生地、熟地；疼痛不宜纯止痛，如非暴痛剧痛，则远延胡、丁香、胡椒、荜茇、澄茄。以"益气（温阳）不过温，养阴不滋腻，行气不破气，清胃不伤中，活血不峻猛"为治疗原则。根据这一原则，业师创制了戊Ⅰ号、戊Ⅱ号等胃药，证之临床，屡用皆效。

戊Ⅰ号由柴胡、白芍、枳实、党参、白术、茯苓、草豆蔻、丹参、黄连、蒲公英、神曲、甘草等味组成（已制成冲剂），有调理气机、健脾和胃、运脾化湿、活血化瘀之功。主治脾胃气虚气滞，兼夹湿滞血瘀。症见上腹胀痛，嗳气，纳差，神疲乏力，面色不华，便溏，舌质暗淡，舌苔白或厚腻，脉弦缓或沉细无力等。

如治徐某，男，37岁，干部。1991年11月2日初诊。胃脘反复胀痛5年，加重3月。经胃镜检查，诊为"慢性胃窦炎"，服中西药治疗，效果欠佳。诊见：胃脘胀痛，食后更甚，嗳气，纳差，神疲乏力，形体消瘦，头晕，面色白，大便溏泄，舌质暗淡，舌苔白腻，脉弦缓。予戊Ⅰ号方，水煎服，2日1剂。服药5剂，诸症明显减轻。续服戊Ⅰ号冲剂2月，诸症消除。至今未见复发。

戊Ⅱ号由柴胡、白芍、枳实、党参、石斛、天冬、百合、乌药、丹参、白术、蒲公英、山楂、甘草等药组成（已制成冲剂），有调理气机、养阴益胃、运脾清热、活血化瘀之功。主治脾胃阴虚气滞，兼夹瘀热。

症见胃脘胀满疼痛，嗳气，纳差，神疲乏力，口舌干燥，或大便干燥，舌质红或暗红，舌苔少或无苔，或苔薄白少津，脉弦细或细数等。

如治黄某，女，33岁，教师。1991年10月23日初诊。胃脘反复胀痛3年，加重2月。经胃镜检查，诊为"萎缩性胃炎"，曾服中西药治疗，效果不佳。现胃脘胀满，食后更甚，上腹隐痛，嗳气，纳差，神疲乏力，形体消瘦，面色萎黄，口干，大便秘结，舌质淡红有裂纹，无苔少津，脉沉弦细。予戊Ⅱ号方加火麻仁，水煎服，2日1剂。服药3剂，大便通调，诸症明显减轻。原方去火麻仁，续服12剂，诸症消除。继服戊Ⅱ号冲剂3月，以巩固疗效。随访无恙。

对于兼证的治疗，如胃酸过多者（常表现为吐酸），业师常加入左金丸，或牡蛎、火麻仁等以治之；胃酸缺乏者（常表现为胃脘胀满，不吐酸），常加五味子、山楂等以养阴增酸；吐血、黑便者，常加大剂量的白及、大蓟等以止血。然业师认为，此均为治标之法，取效一时，非长久之计也。治本之法，重在辨证论治，探本求源，恢复脾胃的生理功能，方是上乘之策。

（景洪贵　整理）

十五、执简驭繁辨治 2 型糖尿病

业师熟谙经典理论，善撷各家精华，对 2 型糖尿病的认识颇具新见，施治独具特色，临床疗效显著。兹就随师学习所得整理如下。

1. 发微究隐，审证求因立论精

2 型糖尿病，属于中医消渴病的范畴，以多食、多饮、多尿、形体消瘦为主要见症。业师认为，本病是多种病因聚合而成，易伴发其他病证，很难以一"消渴"概之。就一般而言，阴虚内燥，气虚血瘀为其病理特点，故其始则为"消渴"实证，其变则属"虚损"范畴。

业师指出，本病的病因与饮食不节、情志失调、劳伤过度等诸多因素有关。嗜食肥甘则脾胃蕴热；情志失调则肝火内炽；劳伤过度则肾阴虚损。以上诸因均可形成上灼肺津、中耗胃液、下劫肾阴之变，最终形成阴虚内燥、气虚血瘀的基本病理改变。胃热肺燥则多食渴饮，肾虚津液不摄则多尿、尿甜、消瘦；气虚血瘀既久，三焦失其决渎，脾气失其运化，内湿因之而生。此时则口渴不显，食欲不佳，小便短少，大便稀溏或燥结纷至沓来。故认识本病应掌握五个要点：一是明确本病是多种病因聚合而成的综合病证；二是本病初期多以阴津亏损为本，肺胃燥热为标，二者互为因果，互相影响；三是"热甚则食气"，故初起即见气虚之症，并由气虚不运而产生夹瘀夹湿；四是本病中后期由于阴损气耗，多气阴两伤及阴阳俱虚的病理改变；五是多兼瘀滞之症：气虚不运，则血行障碍固可致瘀，而津液亏损，亦可血滞成瘀，二者即所谓"因虚致瘀"；阴虚燥热，可灼血成瘀，此即所谓"因实致瘀"也。

《素问·调经论》说："血气不和，百病乃变化而生。"说明气滞血瘀可使百病丛生。本病至血瘀阶段，常为气受血阻不能输布水津，或加重消渴，或津滞为湿，故后期易出现多种因脉络瘀阻所致的夹湿夹瘀诸症。

2. 注重调摄，倡健康生活方式

由于 2 型糖尿病多与不良的生活方式如精神因素、营养过剩及少运动有关，业师强调治疗本病应首重调摄，倡行有益健康的生活方式。《素问·奇病论》指出："其人素食甘美而多肥，肥者令人内热，甘者令人中满，故其气上溢，转为消渴。"明确指出了饮食不节、过食肥甘厚味是糖尿病形成的重要因素。业师尤重患者的饮食节制，主张减滋味，戒嗜欲，忌肥甘，食以清淡，不可过饱。他还推崇隋代巢元方提出的导引和散步是治疗消渴病的"良药"，反对"饮食便卧，终日久坐"（《外台秘要》）。主张患者宜选择散步、健身跑、练太极拳等中等强度的耐力型体育活动。

《灵枢·五变》篇说："怒则气上逆，胸中蓄积，血气逆流……转而为热，热则消肌肤，故为消瘅。"明确地指出了情志因素对消渴病的严重影响。情志不调，五志过极均可郁而化火，消烁津液，则可导致糖尿病的发生或加重。故业师强调，患者应保持安静乐观，解除情志不遂的因素。

3. 执简驭繁，辨证论治分四型

业师认为，糖尿病的病因复杂，患者往往多食、多尿、多饮、消瘦、乏力、瘙痒、肢体麻木等多种症状同时存在，又多兼瘀夹湿之证，故很难以一方一法泛应诸症。若纯清热滋阴，则阳气易受戕伐；纯温补益气，则阴津易招耗散。根据上述特点，业师将本病分为四型论治。活血燥湿之药，则根据不同情况随证加入。

（1）中焦湿热，气阴两伤，用清热燥湿、益气养阴法

2型糖尿病初起患者多见中焦湿热，气阴耗伤。其症消谷善饥，口渴喜饮，小便短赤，大便秘结，舌红苔黄厚或薄腻，脉滑数。治以清热

燥湿，益气养阴，使湿热分消，气阴得滋。业师临床常用方：

地骨皮 50g，僵蚕 30g，丹参 30g，玉竹 30g，泽泻 15g，红参 10g，山药 30g，苍术 30g，黄柏 30g，知母 30g，天花粉 30g。

（2）热甚津伤，气虚血瘀，用清热泻火、益气生津法

本型主症为身热心烦，大饥大渴，小便频数，气息促急，舌红，苔薄白燥，脉滑大而数。治疗以清热泻火、益气生津之法，使火热去而气津不耗。业师临床常用方：

地骨皮 50g，僵蚕 15g，丹参 30g，玉竹 30g，天花粉 30g，红参 10g，山药 30g，石膏 50g，知母 30g，玄参 30g，鸡血藤 30g。

（3）气阴两虚，燥热血瘀，用益气养阴、清热化瘀法

2 型糖尿病中后期患者多为气阴两虚、燥热血瘀之证。其主症多为食少尿多，渴欲饮水，气息短促，语音低微，倦怠乏力，五心烦热，舌暗红无苔，脉沉细数。治以益气养阴、清热化瘀法，使气阴复、虚热去、瘀滞行。常用基本方：

红参 10g，玉竹 30g，黄精 30g，山茱萸 15g，枸杞 30g，丹参 30g，天花粉 30g，山药 30g，地骨皮 50g，僵蚕 30g，鸡血藤 30g。

（4）阴阳气虚，兼瘀夹湿，治以扶正固本活血利水

本型多见于后期患者。其临床表现多见食少乏味，小便次多、量少，口渴欲饮，饮量不多，倦怠乏力，气短懒言，形寒怕冷，面白无华，五心烦热，自汗盗汗，四肢不温，酸楚麻木，面浮肢肿，便溏或燥结，舌体胖、质淡红，苔薄白或花剥，脉沉细或细数无力。治以扶正固本、活血利水，使阳复本固、气阴得滋、瘀散水去。基本方：

红参 10g，淫羊藿 15g，葫芦巴 30g，泽泻 15g，益母草 30g，五味

子 6g，地骨皮 30g，丹参 30g，玉竹 30g，山药 30g，枸杞 30g，天花粉 30g。

以上四型，均以地骨皮、红参、玉竹、天花粉、山药、丹参、僵蚕为基本方。方中地骨皮甘寒清润，以育真阴而不伤元阳见长。《本经》谓其"主五内邪热，热中消渴"；《本草新编》言其"凉血，凉骨，益肾生髓，因此通治三消，实非他药可及"。现代药理研究表明：地骨皮能抑制中性脂肪在肝脏内生成，促进中性脂肪移向血流，因而保证了肝脏这一维持血中葡萄糖恒定的正常生理功能，达到降低血糖作用，故为本方之君。"热甚则食气"，故辅以人参、山药，补中益气；玉竹、天花粉清热生津，则阴阳有既济之妙。且玉竹对"胃火炽盛，燥渴消谷，多食易饥者，尤有捷效"（《本草正义》）；花粉"退五脏郁热……从补药而治虚渴，从凉药而治火渴，从气药而治郁渴，从血药而治烦渴，乃治渴之要药也"（《本草汇言》）。由于本病多兼瘀滞之证，经脉瘀滞则津不上承而渴，故用丹参、僵蚕化瘀通络为佐使。在此基础上，再依据不同证型配入燥湿清热、清热泻火、益气养阴、活血化瘀之品。既切中病机，符合中医辨证论治的原则，又据现代药理研究成果取有显著降糖作用的药物组方，针对性强，疗效甚佳。我们用以上分型观察治疗 150 多例 2 型糖尿病患者，一般 15 ～ 30 天血糖恢复正常，症状改善，显效率达 90% 以上。

4. 谨守病机，同时兼顾并发症

消渴日久，除伤阴损阳、兼瘀夹湿之证外，常有影响全身、危及生命而又常易被人忽视之症出现。业师强调，此时应见微知著，防微杜渐。业师在辨明证型后，其加减用药规律如下：

（1）一般症状加减用药

饥饿明显者加牡蛎，倍玉竹；皮肤瘙痒加白鲜皮、地肤子；热重津伤较甚倍石膏；气机阻滞加荔枝核；伴发疮疡加野菊花、银花、黄芪、当归；脾虚便溏者地骨皮减量，去玄参、知母。

（2）兼脉络瘀滞加减用药

症见胸部疼痛，甚则胸闷憋气、心慌气短者，系心脉瘀阻，倍人参、丹参，加川芎、赤芍。症见头晕眼花、视物模糊不清，甚则目盲失明者，系眼络瘀阻，加青葙子、草决明；眼底出血，加白茅根、旱莲草。症见肢节疼痛、麻木不仁者，系肢体脉络瘀滞，加木瓜、红花；下肢青紫破溃者，加黄芪、当归、水蛭。面浮脚肿明显、小便混浊者，系肾络瘀阻，倍益母草、泽泻，加玉米须。症见头晕头痛，甚则口眼歪斜、半身不遂者，系脑脉瘀阻，加钩藤、川芎、地龙、水蛭。

（3）结合检测指标加减用药

血脂偏高者加山楂、首乌、草决明；尿酮体阳性者加黄连、生地；合并肝炎、转氨酶升高者加茵陈、五味、黄柏、蒲公英；黄疸加茵陈；合并结核者加黄精、土茯苓；尿中有蛋白者加泽兰、黄芪、白花蛇舌草，倍山药。

5. 典型病例

例1：李某，女，48岁。因头晕、口渴喜饮8月，加重1月，于1991年11月13日初诊。

患者8月前始感头晕、乏力、口渴、善食易饥，住院治疗2月不见好转。近1月来病情加重，口渴而饮水量多，小便多而混浊，大便秘结，舌暗红，苔薄黄少津，脉滑数。查空腹血糖14.3mmol/L，血压21.3/14.7kPa。诊为2型糖尿病。证属中焦湿热，气阴耗伤。治以清热燥湿，益气养阴。处方：

地骨皮50g，红参10g，丹参30g，玉竹30g，天花粉30g，苍术30g，黄柏15g，僵蚕15g，山药30g，知母30g，玄参30g，泽泻15g。

水煎服，2日1剂，连服10剂。嘱远房帏，慎饮食，畅情志，适劳逸。

1991年12月2日二诊：查空腹血糖5.3mmol/L。诸症明显好转，头不晕，无饥饿感，口微渴。嘱原方常服，以巩固疗效。

按： 本例患者系中焦湿热，气阴耗伤。业师以燥湿清热、益气养阴为主，标本兼顾，使热清阴复而获显效。

例2：夏某，男，62岁。因口渴喜饮、易饥善食、多尿、消瘦2年，于1991年7月9日初诊。

患者2年前觉口微渴，饮水增多，未引起注意。2月后口渴加重，饮食增多，小便多而混浊，身体日渐消瘦。查空腹血糖16.8mmol/L，尿糖（＋＋＋＋）。诊为2型糖尿病，口服中成药"消渴丸"，西药优降糖、D860等，血糖时升时降。近2月食少乏味，小便次多量少，口渴欲饮，饮水量不多，倦怠乏力，气短懒言，四肢不温，酸痛麻木，下肢微肿，五心烦热；便溏，一日二三行；舌淡红，苔薄白，脉沉细。7月5日复查空腹血糖14.6mmol/L，尿糖＋＋。证属阴阳两虚、兼瘀夹湿。治以温阳益气，滋阴清热，活血燥湿。处方：

红参10g，淫羊藿15g，葫芦巴30g，北五味6g，泽泻15g，地骨皮30g，丹参30g，玉竹30g，山药30g，天花粉30g，枸杞30g，木瓜30g。

水煎服,2 日 1 剂,连服 10 剂。嘱节制饮食,调畅情志,注意活动。

1991 年 7 月 31 日二诊:患者连服上方 10 剂,诸症好转,查空腹血糖 5.5mmol/L。惟轻度口渴,下肢仍酸痛麻木。嘱原方常服。

按:本例患者属阴阳两虚、兼瘀夹湿之证。以扶正固本、活血利水为治,使阳回本固、气阴得复、瘀散水去而获效。

例 3:周某,女,65 岁。因视力减退 3 年,口渴喜饮、尿多 2 年,于 1992 年 5 月 1 日自台湾省台南县返川治疗。查空腹血糖 11.2mmol/L,自觉神倦气短,口干不欲多饮,五心烦热,舌暗淡,苔薄白少津,脉沉细涩。证属气阴两虚,瘀血阻络。治以益气养阴,清热化瘀通络。处方:

地骨皮 50g,红参 10g,枸杞 30g,玉竹 30g,黄精 30g,山茱萸 15g,丹参 30g,天花粉 30g,山药 30g,僵蚕 30g。

2 日 1 剂,连服 30 天,血糖降至 5.3mmol/L,诸症消失。回台湾续服上方巩固疗效。

按:本例属气阴两虚、血流不畅之证。方以益气养阴、活血化瘀为法,切中病机,故获显效。

（张耀　整理）

十六、慢性肾小球肾炎辨治四法

慢性肾炎,属中医虚劳、水肿、腰痛等病证的范畴。其症浮肿不甚,腰酸,乏力,纳差,面色苍白或萎黄。实验室检查:尿中常有蛋白、管型或红、白细胞。其基本病机是肺脾肾俱虚,运化失常,开阖不利,以致水湿停聚,进而气滞血瘀,积结成毒。由于病程较长,加上药物克伐等多种因素,致正气日耗,病变更为复杂,终致正虚、气滞、水结、血瘀交错为患。业师根据本病的病机特点，以补脾益气，行气通滞，活血利水，固肾摄精四法灵活施治，疗效甚佳。

1. 补脾为大法，脾健水湿运

业师认为，慢性肾炎，虽肺、脾、肾三脏俱虚，但以脾虚为主。因脾居中焦，为水液输布、气机升降之枢纽，为制水之脏。由于病久加上不少治疗本病的药物易于克伐脾胃，脾虚则散精无权，上可致肺虚不能肃降、水道不通调；下可致肾阳衰微、精微流失，致病情加重。

由于脾虚运化失常，初期多见肢肿、呕恶、纳差、腹胀、便溏，日久则气血阴阳俱虚，出现面色苍白或萎黄不化，面浮，肢肿，气短懒言，舌淡脉弱等。业师以补脾为大法，取"建中央以运四旁"之意。治随脾虚之轻重酌情选用四君子汤、参苓白术散或理中汤等方。一般肺气虚加黄芪，肾阳虚加淫羊藿、枸杞，肾阴虚加山药、女贞子。

2. 水化在于气，气行则水行

本病的病机特点是以脏气虚衰为主，气虚则湿聚水停，反过来又影响肺气的通调、脾气的转输、肾气的开阖和三焦的决渎，使上下出入枢机不利，形成水因气阻，气因水塞。于是水道壅塞结滞，水渗皮肤、肌腠而肿。故业师认为，水化之关键在于气，气化则水行。业师遵明·张介宾"凡治肿者，必先治水，治水者必先治气"之旨，于健脾方中加入行气之品，常收著效。一般宣降肺气，畅理三焦，肺寒常选麻黄，肺热常选枇杷叶，肺闭常选桔梗以宣降水之上源，开其上而下自通；调理脾胃，斡旋中州，常选陈皮、枳壳、神曲，使升降出入有序；下焦肝肾气滞不畅，常选橘核，偏寒选小茴香，还常用牛膝引水下行，使大气一转，水湿邪气自散。兼汗出恶风者，业师常宗岳美中先生用法，选汉防己通行十二经，领诸药斡旋于周身，使上行下出，外宣内达。

3. 水停血瘀滞，瘀化水自行

业师认为，慢性肾炎由于气虚、气阻、湿聚互为因果，故多兼血瘀之证。诚如《血证论》所云："水病则累血。"血脉瘀滞，使津液渗出脉外而为肿，即如《金匮要略·水气》篇所云："血不利，则为水。"本病兼瘀滞者，其临床表现多见面浮肢肿，腰痛，腰酸，面色晦暗，舌紫暗或见瘀斑，脉多涩象。业师一般用丹参养血活血，瘀滞较甚加红花、三七；瘀而肿甚重用益母草，既可祛瘀，又能利水，且现代药理研究显示还有明显的利尿、降压作用；瘀滞而肝肾不足者，常加怀牛膝活血化瘀，补肝益肾，引药下行，该药还含有多量钾盐，可防止利尿后失钾。

4. 肾虚精微失，固肾可摄精

现代医学认为，慢性肾炎由于大量的尿蛋白排泄后易致低蛋白血症，而低蛋白血症又致反复感染和加重水肿，使病情日重。业师认为，在正常情况下，肾气充则精气内守，肾气虚则封藏失司，精微失摄，故出现蛋白尿、管型或红、白细胞。故治疗常于健脾方中加入补肾摄精之药，使肾关开阖有度，精微内守而纠正低蛋白血症，消除尿中蛋白，减轻水肿。业师用药一般肾阴虚加山药、山茱萸；肾阳虚用淫羊藿、枸杞、续断；尿中蛋白多加芡实、山药、金樱子、黄芪；尿中颗粒管型重用山茱萸或枸杞。

5. 病案举例

例1：雍某，女，36岁。1991年8月10日初诊。

全身反复水肿6月，加重1月。患者近6月来全身反复水肿，用西药激素、利尿药及中药治疗，病情时轻时重。近1月来腰以下肿甚，伴见腰酸痛，头昏，乏力，纳差，脘腹胀满不适，大便时硬时溏，面浮，面色萎黄，舌暗淡，苔白润，舌下系带瘀滞，脉弦细涩。查体：双下肢中度凹陷性水肿，腹部可叩及移动性浊音。小便常规检验：蛋白（++++），颗粒管型0～3/HP，RBC 0～2/HP，WBC 0～3/HP。血常规检验：血色素80g/L。BP 21.3/9.33kPa。

证属脾虚不运。肾虚不摄，气滞血瘀，水湿内停。治以健脾益肾摄精，行气化瘀利水。方用四君子汤加减。药用：

党参30g，白术15g，茯苓15g，陈皮12g，神曲15g，山药30g，丹参30g，芡实30g，益母草30g，橘核15g，续断50g，连翘30g。

上药水煎分6次服，1日服3次。患者服上方5剂后，尿量明显增加，全身水肿减轻。续服10剂后，精神好转，睡眠佳，食纳正常，全身水肿及腹水消失。惟尿中蛋白++，原方去神曲、益母草，加金樱子15g，甘草10g，守方服用30剂，病愈。追访已3年未复发。

例2：何某，女，25岁。1991年12月5日初诊。

患者1年半前因患妊娠中毒症，分娩后全身浮肿，伴恶寒，头昏乏力，腰酸痛，纳差。尿常规检验见蛋白（++++），并有红白细胞及管型。诊为慢性肾炎、慢性肾功能衰竭。在当地注射青霉素，口服强的松、左旋咪唑、昆明山海棠及利尿剂治疗不见好转。诊见：全身水肿，面色淡白无华，精神萎靡，少气懒言，不思饮食，小便短少，大便溏。舌淡苔薄白，舌胖、边尖齿痕，脉沉细涩。尿常规：蛋白（++++），颗粒管型 0～3/HP，RBC 0～2/HP，WBC 0～3/HP。血常规：血色素 65g/L。血压 16/10kPa。

证属脾肾两虚，气滞血瘀水停。治宜温补脾肾，行气化瘀利水。方用理中汤加味。药用：

红参 10g，淫羊藿 15g，白术 15g，炮姜 10g，茯苓 30g，丹参 30g，橘核 15g，益母草 100g，芡实 30g，枳壳 15g，金樱子 15g，山药 30g，甘草 6g。

上药水煎分 6 次服，1 日服 3 次。患者服上方 3 剂，水肿明显减轻，精神好转，食纳正常。又服 10 剂后，全身水肿消失，惟腰酸，尿常规检验：蛋白 ++。原方去红参、淫羊藿、益母草、炮姜，加山茱萸、党参各 30g。又服 30 剂病愈。

（张耀　整理）

十七、温阳益气行气治肾结石伴积水

肾或输尿管结石，由于结石阻塞尿液通路，可致肾盂积水，轻则腰部胀痛，重则危及生命。业师认为，形成本病的主要因素是阳虚水结、气虚湿聚，秽浊凝结而成砂石，石阻尿路又加剧水湿内停。故以温阳、益气、行气为大法施治，每获良效。

1. 阳虚水结，温阳化气兼破滞

业师认为，泌尿的功能正常与否，取决于膀胱的气化作用，即所谓"气化则能出矣"。而膀胱的气化作用又取决于肾，肾阳充足则膀胱的气化功能正常，水湿适时排出；肾阳虚则膀胱气化功能失司，影响尿液排泄，其秽浊聚而成石。正如隋·巢元方《诸病源候论·诸淋病候》所云："肾主水，水结则化为石。"尿路砂石轻则出现石淋，重则阻塞尿路致肾盂积液。肾或输尿管上段结石伴肾盂积水，主要表现为腰部胀痛，伴见面色㿠白，畏寒肢冷，倦怠乏力，脉多沉迟，舌淡红，苔薄白滑。

业师以温阳化气，散结破滞为法，用苓桂术甘汤加味治之。药用企边桂（阳虚甚者加附片）温补肾阳以助膀胱气化，白术、茯苓化湿行水。甘草配赤芍化瘀解痉，缓解挛痛；配橘核行气破滞增强止痛之效。重用茵陈利水排石。

如治夏某，女，44岁。1992年11月10日初诊。自诉右腰骶部胀痛3月。患者近3月来右腰部胀痛不适，初起疼痛不显，近1月来疼痛加剧，弯腰或坐卧转侧时痛甚，伴见畏寒肢冷。诊见：面色㿠白，右腰部叩击痛。舌淡红，苔薄白滑，脉沉细。B超检查见右输尿管上段0.8cm×1cm结石，右肾盂见4cm×5cm液性暗区。诊为右输尿管结石伴肾盂积水。证属阳虚水结，气化不行。治以温阳益气、散结破瘀排石。方用苓桂术甘汤加减。处方：

茯苓30g，白术30g，企边桂6g，附片10g，赤芍50g，甘草6g，茵陈50g，生姜10g。

水煎服，2日1剂，每日服3次。患者服上方后，疼痛逐渐减轻，连服上方5剂后，B超复查右输尿管上段之结石已排至膀胱，肾盂无积水。

2. 气虚湿聚，益气渗湿兼化瘀

业师认为，气病则水病。因水液在人体维持正常的代谢平衡，离不开气的升降出入运动。当气的升降出入运动失常时，则致津液的代谢失常。如气虚则可导致气不化水，致水湿停聚，秽浊结而为砂为石，砂石阻滞肾或尿路，遂致肾盂积水。其症，腰部胀痛，伴见面色萎黄，倦怠气短，纳差。其舌多淡红，苔薄白，脉多细缓。治以益气渗湿为主，兼祛瘀排石法治之。一般重用党参健脾益气以治本，使气旺湿行；用茵陈、大蓟利水渗湿排石以治标，使源清流洁。秽浊凝聚为石，石阻肾与膀胱使经脉凝滞又加重水停，使气血不通而胀痛，故用赤芍化瘀解痉，配橘核行气破滞，妙用牛膝活血降气，引邪下行。

如治黄某，男，31岁。1993年4月26日初诊。右腰部胀痛1周，伴见面色萎黄，消瘦，倦怠乏力，气短，纳差，善太息。查肾区叩击痛。B超检查见右肾盂有0.3cm×0.4cm和0.6cm×0.8cm两个强光团，肾盂7cm×8cm液性暗区。诊见脉细缓，舌暗淡，苔薄白。诊为右肾结石伴积水。证属气虚湿聚。治以益气渗湿、化瘀止痛。处方：

党参100g，茵陈100g，大蓟30g，赤芍50g，橘核15g，怀牛膝30g。

患者连服上方7剂，结石排出，肾盂积水消失。后服补脾益气之剂调理善后。

3. 气滞湿阻，行气渗湿通瘀滞

业师认为，气机逆乱则施化不行，水浊易于阻遏，久而壅结为石，石阻尿路则肾盂积液。其症多见肋脊角压痛，脐下满闷不适，伴胁胀、嗳气等，甚则腰部胀痛连及两胁，舌多紫暗，脉多弦紧。治宜从调畅气机入手，采用行气、降气法，使气的升降出入有序，即清·吴谦所云"气降则水降……气行则水行"（《医宗金鉴·删补名医方论卷五·舟车神佑丸注》）。一般选用四逆散加橘核行气降气通滞、散结解痉止痛，使气降而水石下流；重用茵陈渗湿排石，牛膝活血降气，使大气运转，推荡水浊结石下行。

如治黄某，女，42岁。1992年7月10日初诊。自诉左肋脊角及脐下满闷胀痛，嗳气频频，烦躁易怒。诊见舌紫暗，苔薄黄，脉弦紧。B超检查见：左输尿管上段0.5cm×0.8cm结石伴肾盂积液（约4cm×6cm液性暗区）。证属气滞湿阻，水石阻碍肾脉。治以行气通滞，渗湿化瘀。方用四逆散加味。处方：

柴胡15g，赤芍50g，枳实15g，甘草10g，茵陈50g，橘核15g，怀牛膝30g。

患者连服上方4剂，诸症悉解。

（张耀　整理）

十八、验方治复发性口疮

复发性口疮临床常见。主要临床表现为两颊、口唇、舌、齿龈等黏膜处出现大小不等、散在溃疡，溃疡处腐蚀下陷、颜色暗红，其上覆以淡黄色或白色假膜，患处疼痛明显，常伴有口腔灼热、口干、神疲乏力、纳差等症状。溃疡常反复发生，迁延难愈，治疗较为棘手。然业师采取以下方药治疗，屡获良效。

1. 治疗方法

处方：栀子 12g，淡豆豉 30g，当归 15g，胡黄连 12g，枳壳 15g，桑叶 30g，甘草 10g。

水煎服，2 日 1 剂。脾虚阴火上乘者加党参、黄芪、升麻、柴胡、肉桂、黄柏；血瘀者加丹参；湿盛者加草豆蔻、车前草；阴亏显著者加女贞子；纳差者加神曲。

2. 典型病例

例 1：曾某，女，52 岁，工人。1991 年 5 月 12 日来诊。

口腔反复生疮 3 年，复发 2 月。服牛黄解毒片、维生素 B_2、螺旋霉素治疗半月，未能见效；又服羟安苄青霉素片和中药治疗，效果欠佳。诊见：口腔两侧颊黏膜上数个直径约 3 ～ 5mm 大的溃疡，颜色暗红，表面覆有白色假膜。伴有口腔灼热疼痛，口干欲饮，舌质暗红，舌苔黄微腻，脉弦涩。诊为复发性口疮，辨为阴虚夹湿热瘀滞。治以养阴清热，除湿化瘀。药用：

栀子 12g，淡豆豉 30g，胡黄连 12g，甘草 10g，当归 15g，桑叶 30g，枳壳 15g。水煎服。

服药 3 剂，溃疡面明显缩小，口腔灼热疼痛减轻。续服 3 剂，溃疡愈合，诸症消除而愈。随访，未见复发。

例 2：蒋某，男，50 岁，干部。1991 年 7 月 23 日来诊。

口腔反复生疮 6 年，复发 1 月。眼螺旋霉素、维生素 B_2、上清丸治疗，口疮此起彼伏，不能愈合；又服清热泻火之中药 6 剂，亦未见效。诊见：口腔右侧颊黏膜上有直径约 4mm 大的溃疡 3 处，左侧有直径约

11mm 大的溃疡 1 处，中央凹下，表面有淡黄色假膜。伴见口腔微热疼痛，神疲乏力，面色萎黄，便溏，纳差，舌质暗淡，舌苔白，脉沉细。诊为复发性口疮，辨为脾虚阴火上乘。药用：

栀子 12g，淡豆豉 30g，当归 15g。胡黄连 12g，甘草 10g，枳壳 15g，桑叶 30g，党参 30g，黄芪 30g，升麻 15g，柴胡 15g，黄柏 15g，肉桂 10g，神曲 30g。水煎服。

服药 2 剂，右侧口疮愈合，诸症明显减轻。续服 1 剂，溃疡全部愈合。嘱其续服 3 剂，以巩固疗效。随访，无恙。

3. 讨论

复发性口疮是一种常见的口腔疾病，常反复发生，经久不愈，影响健康。业师认为，本病的病位在心脾，证候为虚实夹杂。所"虚"，主要表现为两个方面：一是阴虚火旺，一是脾虚阴火上乘，但以前者居多。至于"实"，亦有两个方面：一是湿热，患者常见口腔灼热，溃疡面覆有假膜，舌苔厚腻，纳呆等表现；一是血瘀，由于病变反复发生，病程较长，常致血行瘀滞，而出现溃疡颜色紫暗、舌质暗红等症。总之，本病主要表现为"虚，瘀，湿热"三方面。

方用栀子、胡黄连、桑叶清湿热，退虚热；淡豆豉滋阴导滞；当归养血活血；枳壳调理气机，以气行则血行，气行则湿行也；甘草调和诸药。据现代研究，桑叶有抗激应、增强机体抗病能力作用；淡豆豉含多质脂肪、蛋白质，有滋阴作用，其质系酿酵而成，又具导滞之长，故二药施于慢性炎症，兼具扶正祛邪之力。诸药合用，共奏养阴清热、除湿化瘀之功。对脾虚阴火上乘者，应加党参、黄芪补中益气；尤需加肉桂引火归元。

（景洪贵　整理）

十九、补中益气汤加味治白塞病

白塞病，又称眼、口、生殖器三联症。本病的临床表现比较复杂，且常反复发作，迁延难愈，治疗较为棘手。然业师应用补中益气汤加味治疗本病，屡获良效。

1. 治疗方法

处方：党参 30g，黄芪 30g，白术 12g，当归 12g，升麻 12g，柴胡 12g，黄柏 15g，肉桂 3g，丹参 30g，甘草 10g。水煎服，2 日 1 剂。

舌苔厚腻或白滑者，加苡仁或苍术；口腔溃烂甚者，加栀子、淡豆豉；外生殖器溃烂甚者，加土茯苓；目赤者，加夏枯草、珍珠母；舌质暗红或紫暗者，加红花。

2. 典型病例

卓某，男，26 岁，农民。1991 年 10 月 12 日初诊。

患者龟头反复溃烂 2 年，伴口腔生疮 5 月。易医 10 余人，服中、西药治疗年余而罔效。康氏反应：阴性。查龟头有 2cm×1.5cm 溃疡一处，中央微凹陷，有少量渗液，颜色暗而微紫；口腔右侧颊黏膜有 3 个直径约 6mm 大溃点。灼热疼痛，神疲乏力，口干，舌质紫暗，舌苔白，脉缓。诊为白塞病，证属脾虚湿热夹瘀。治以补中益气，清热除湿，活血化瘀。药用：

党参 30g，黄芪 30g，丹参 30g，白术 12g，当归 12g，升麻 12g，陈皮 12g，黄柏 15g，肉桂 3g，甘草 10g，红花 6g。水煎服。

服药 5 剂，溃疡愈合，诸症消失。上方去红花，续服 5 剂，巩固疗效。随访，无恙。

3. 讨论

业师认为，本病的病位主要在肝脾，其基本病因是脾虚湿热所致。脾主肌肉，开窍于口；肝开窍于目，其经脉环阴器而上循咽喉。由于中焦虚弱，湿邪内生，日久化热，循经上蒸，则见口腔、咽部生疮，甚则目赤如鸠眼；循经下注，则前阴溃烂。因其脾气虚弱，化源不足，不能充养肌肤，故溃疡此起彼伏，经久难愈。病变日久，常致血行瘀滞，而现溃疡面及舌色紫暗。本病属虚实夹杂之证，其本为脾虚，其标为湿热瘀滞。故方用党参、黄芪、白术、陈皮、甘草补中益气，健脾除湿，以绝生湿之源；且黄芪有托毒生肌之功，"主痈疽久败疮"（《本经》）；升麻"解百毒"（《本经》）；柴胡疏肝，"平肝之热……兼治疮疡"（《本草正义》）；黄柏清热燥湿；当归、丹参活血化瘀；少佐肉桂引火归元，且能温运阳气，鼓舞气血生长，促进溃疡愈合。诸药合用，共奏补中益气、清热除湿、活血化瘀之功。使脾气健运，则生湿之源绝；湿除、热清、瘀散，则溃疡自愈。

（景洪贵　整理）

二十、愈带汤治带下病

带下病为临床常见的妇科疾病，以带下量明显增多，色、质、气味异常为临床特征，常伴有全身或局部症状。业师认为，本病的病位在脾肾和任、带二脉，证候为虚实夹杂。"虚"，主要为脾虚和肾虚，患者常见身倦乏力，不思饮食，头晕，腰酸痛，舌质淡，脉缓或沉细无力。"实"，表现为两个方面：一是湿热，患者常见带下量多而黄，或白稠，或有腥气，或兼阴痒，舌苔白厚或黄腻等表现；一为瘀滞，由于脾肾两虚，气血运行无力，加之湿热内蕴胞宫，气血运行受阻，致使血滞而瘀，临床出现小腹胀痛，或带中夹血丝，或舌质暗、有瘀点，脉涩等症。由是，业师指出脾肾两虚，湿热内蕴，瘀血阻络，影响任、带，以致带脉失约，任脉不固为带下病的主要病因病理。治疗上强调抓住"脾肾虚""湿热""血瘀"三个重要环节，以攻补兼施为其治疗原则。临床上，业师以党参、白术、茯苓、山药、黄柏、大蓟、赤芍、小茴香、甘草等组成基本方，名"愈带汤"。湿盛者，苍术易白术，土茯苓易茯苓；热盛者，选加蒲公英、野菊花、贯众；血瘀甚者，加丹参或红花；腰痛者，加续断或杜仲；食差者，加神曲。方用党参、白术、茯苓、甘草、山药补脾益肾；黄柏、大蓟清热除湿；小茴香、赤芍行气化瘀。诸药合用，共奏补益脾肾、清热除湿、行气化瘀之功。使脾气健、肾气充、湿热清、瘀滞散，则任脉固、带脉约，带下诸症因之而除。

赵某，女，34岁。1992年7月27日初诊。

患者出现白带量多2年。经西医妇科检查，诊为"宫颈糜烂""阴道炎"，服中西药治疗，效果欠佳。症见：白带量多，色黄稠而臭，带中夹血丝；小腹重坠胀痛，阴痒，腰痛，身倦乏力，面色萎黄，梦多，口干，不思饮食，舌质暗红有瘀点，舌苔黄厚，脉沉细。药用：

巴蜀名医遗珍系列丛书

党参30g，白术30g，土茯苓30g，黄柏30g，大蓟50g，山药30g，赤芍30g，蒲公英30g，神曲30g，续断30g，小茴香12g，甘草12g。水煎服。

服药3剂，带量减少，诸症明显减轻。上方大蓟用量减至30g，加丹参30g，续服6剂，诸症消除。继用五味异功散加山药、丹参、神曲、蒲公英调治，巩固疗效。

（景洪贵　整理）

典型验案

一、湿痰蒙闭清窍、气津两伤案

王某，女，53 岁。7 天前发烧，微咳，住院治疗 3 日，经西医诊断为流行性脑脊髓膜炎（简称"流脑"，下同），由西医治疗 4 日，效果不著，因于 1967 年 2 月 12 日邀余治疗。现症：神昏谵语，呻吟不绝，二便不通，咳吐涎痰，无大热，不食，脉滑动，苔黄少津、舌质淡红。湿痰蒙闭清窍，气津大伤。拟《温病条辨》宣清导浊汤加减：

沙参 30g，天花粉 30g，猪苓 10g，茯苓 10g，寒水石 20g，皂角米四粒，建菖蒲 6g，蝉蜕 6g，菊花 10g。煎服。

复诊：神志稍清，咳吐涎痰已止，能进食，二便未通，脉细少神，苔白津亏。湿痰已化，气津未复，急宜改弦易辙，循吴氏苦甘合化之法。拟冬地三黄汤加减：

玄参 30g，生地 30g，麦冬 30g，银花 15g，黄芩 10g，黄柏 10g，知母 15g，火麻仁 30g，柏子仁 30g，甘草 6g。煎服。

三诊：二便已通，但觉身痛，脉细滑，苔粗白润，舌质淡。筋失所养，发为疼痛，宜养血祛风之治：

当归 30g，白芍 20g，川芎 10g，秦艽 15g，桑寄生 15g，石斛 10g，麦芽 15g，桔梗 10g，菊花 15g，沙参 30g，枳实 8g，煎服。

四诊：身痛依仍，食量增大，苔脉如上。血不营经，痛难速解，仍拟养血祛风之法：

当归 30g，白芍 20g，玉竹 30g，石斛 15g，生地 30g，黄精，30g，秦艽 15g，独活 10g，知母 15g，桑寄生 15g，柏子仁 30g，枳实 6g。

煎服。

五诊：身疼减轻，仍宗上法，但减其制。

当归 15g，白芍 15g，玉竹 15g，石斛 20g，黄精 30g，生地 15g，秦艽 15g，威灵仙 15g，知母 15g，柏子仁 15g，何首乌 15g。煎服。

服上方 3 剂，诸症悉解，于 2 月 22 日痊愈出院。

二、风温夹湿案

洪某，男，12 岁，学生。发病 5 天，初起时头痛，呕吐，发烧，经医院诊断为"流脑"。于 1967 年 2 月 8 日来诊。现症：头痛如劈，嚷啼之声夜以继日，痛以枕骨部为甚；口渴，3 日未解大便，脉滑数。舌前三分之二瘀疹累累而无苔，舌后三分之一苔厚白腻。舌质红。风温夹湿之证，朗然在目。拟祛风镇痛、清热化湿之法：

钩藤 20g，僵蚕 15g，菊花 15g，天麻 10g。竹叶 10g，通草 6g，黄芩 15g，蔓荆子 10g，藿香 10g，麦芽 15g，玉竹 20g。水煎服。

复诊：头痛仍剧，溲黄，口渴，喜今日黎明涔涔汗出，颔颐均见疱疹；次日下午已解大便，初硬后软，邪有外出之机，佳兆也。脉滑无力，苔白少津，湿去而风热仍留。拟养阴镇风、佐泻肝火之法：

当归 15g，菊花 15g，钩藤 30g，玉竹 30g，蝉蜕 6g，白芍 15g，麦冬 20g，黄芩 15g，龙胆草 10g，犀角 3g（磨汁兑服）。余药煎服。

三诊：头痛大减，时有微汗，舌上瘀疹收没。颔颐疱疹已萎，小便仍黄，口微渴，脉滑细无力，苔薄白少津，舌质红。阴亏而余热未尽，仍取上方加减：

当归 15g，菊花 15g，钩藤 30g，玉竹 30g，黄芩 15g，白芍 15g，蝉蜕 6g，麦冬 20g，银花 15g，龙胆草 10g。煎服。

四诊：口渴解，食量增大，二日许未大便；昨日下午突然头痛，旋止；昨晚烦热不眠，苔脉如上。按"长沙"虚烦治法，拟栀子豉汤加味：

栀子15g，淡豆豉20g，枳实10g，山楂肉15g，地龙15g，菊花20g，钩藤30g，当归15g，郁李仁30g，石斛20g，玄参30g。煎服。

五诊：大便已解，头时微痛，而以两侧为显，脉滑无力，苔腻而根尤厚，舌质淡白。盖缘三进养阴之药，阴复而湿又聚矣。循喻嘉言"证千变药亦千变"之论，转进燥湿镇肝之法。

柴胡15g，黄芩15g，牡蛎30g（打），地龙15g，菊花15g，钩藤30g，蝉蜕8g，藿香10g，通草8g，泽泻15g。煎服。

六诊：头微晕痛，脉如上，苔已转薄。减利湿之药，跟踪再进：

柴胡10g，黄芩15g，石决明15g（打），菊花15g，川芎10g，沙参20g，地龙15g，泽泻10g，蚕沙10g，钩藤15g。煎服。

七诊：脉症如上，仍宗上方加减。

当归15g，赤芍15g，川芎10g，石决明15g（打），钩藤15g，菊花15g，蝉蜕8g，地龙10g，蚕沙10g，泽泻10g，龙胆草8g。煎服。

服上方诸症悉解，于2月20日痊愈出院。

三、邪欲入营案

王某，女，21岁。7天前发病，就地服中药未愈，于1967年2月12日经西医诊断为"流脑"。现症：头痛，项强，高烧，身痛不能转侧，口渴多饮，呻吟不已，有汗，脉数无力，苔白津枯，舌质鲜赤。风热方炽，立有入营之势。拟清热养阴、疏风定痛之法：

天花粉30g，玉竹30g，玄参30g，石斛20g，知母15g，赤芍20g，蜈蚣二条，蝉蜕 15g，连翘 15g，菊花 15g，甘草 6g。煎服。

复诊：症状减轻不显。守方再进，以观其变。

三诊：项强痛大减，已能左右旋动，身转轻灵，热渴均解。两进养阴清热之药，炎威顿挫，传营之变，不复虞矣。惟恐余热燎原复炽，仍宗前法易药味进之：

玉竹 30g，玄参 30g，石斛 20g，知母 15g，赤芍 20g，蝉蜕 10g，菊花 15g，地龙 15g，蜈蚣二条，连翘 1.5g，甘草 6g。煎服。

四诊：项强痛已微，但觉晨间头晕、自汗，二便正常，食欲尚可，脉细数无力，舌红苔腻。阴津已复，风邪渐去，佳象也。然前日进甘寒资湿遏而热伏不解，故舌红与苍腻并见；脉呈细数，正气难支。拟宣透湿热、佐扶正气之法：

赤芍 20g，丹参 15g，地龙 15g，连翘 15g，菊花 15g，蝉蜕 6g，藿香 10g，通草 6g，党参 30g。煎服。

服上方 2 剂，诸症悉除，于 2 月 21 日出院。

四、风热案

陈某，男，8 岁，学生。

突发高烧，汗多，四肢关节剧痛，不能屈伸，不食不饥，气短。经某医院诊断为风湿性心肌炎，服西药周许，未获著效。1964 年 4 月邀诊。

症见：四肢关节剧痛，不能屈伸；卧榻呻吟，面色惨白，食欲不振，汗多，微发寒热，苔白有津，舌质淡红，脉细数无力。诊为着痹而兼见气血俱虚之证。拟扶正驱邪之法。方用：

党参 20g，玉竹 15g，石斛 15g，芡实 20g，甘草 3g，麦芽 10g，松节 6g，蚕沙 10g，秦艽 10g，桑枝 20g。

此证虚衰已著，如徒治其邪，将有厥脱之危矣。故立方以扶正为主，以驱邪而不伤正之药佐之。《伤寒论》曰："脉微而恶寒者，此阴阳俱虚，不可更发汗"。即此意也。

但此病兼见气血两虚，何以未遣补血之药？盖缘患儿苔白有津，湿胜之征已明，若投血药，势必胀泻交来，非但不能补虚，而反助其虚也。且血之生源于水谷，纳谷则血之源泉不竭，不补血而血自生。经云："中焦受气，取汁，变化而赤，是谓血。"故诸虚多取脾胃，不独风湿为然也。患者汗多而舌红，故亦取柔润之玉竹、石斛以养阴清热。然柔可滞湿，故用松节、蚕沙之燥以制之，且二药亦为除湿止痛之要药，一用而多义。故服药3剂而症解，继以健脾益气之药而愈。

五、热痹案

向某，女，25岁。

突发高烧，一身疼痛，下肢剧痛不能屈伸，经某医院门诊治疗12天未见好转，舆送就余诊治。症见：身热恶寒，下肢剧痛不能屈伸，夜不成寐，汗出如雨，面赤气短、筋惕肉瞤，渴不多饮，舌质老赤而大，无苔津竭，脉芤。诊为阴虚阳无所附，筋失所养。拟养阴活络为治，然非大剂不能为功。药用：

生地30g，玄参30g，麦冬30g，石斛15g，知母15g，麦芽15g，橘核15g，白芍30g，蕲蛇30g，甘草20g，桑枝30g，忍冬藤30g。

服上方1剂，脉转沉细，舌上津回，且生薄白苔矣；脚伸，能步履于室内，但多行则酸软；余症悉解。阴津初复，宜减柔润之药，增损原方继进。药用：

党参20g，石斛15g，白芍30g，赤芍20g，玉竹15g，麦芽15g，知母 15g、木通 10g、蕲蛇 20g、甘草 15g、桑枝 30g、蚕沙 20g。

嘱服 3 剂，告以用南虾炖猪蹄辅治，延日来诊，已无所苦。进调理之药善后。

六、结核性脑膜炎案

李某，女，54 岁。

患者身体素健，1970 年 4 月因家事与其夫争吵，忧哭数天，即现头痛、呕吐、发烧，午后更甚，汗多，服药未效。隔日即昏不知人事，举家惶惧，立送某医院住院治疗，诊为结核性脑膜炎。经服西药约 1 月，除呕吐次数减少，神志转为时清时昏外，余症无好转，且在右颈淋巴处生肿块，10 余日后，破溃流出臭水，病家失去信心，抬回家中听其生死。后请余往诊。视其舌红，苔黄腻，脉弦细数。坐起、饮食、解便均需人扶助，不能自理。此为痰热秽浊之邪上干头颈，导致气津两伤之证。宜先清热化浊，主解其发烧、头痛，余症后治之，方用：

钩藤、山当归、鸡屎藤、黄芩、黄精各 30g，连翘、山楂肉、青蒿各 20g，白茵陈、枳实、甘草各 15g。煎服 4 剂。

头痛、发烧、呕吐均解，神志转清；汗仍多，食量仍少，手足仍不能活动，舌质红，苔粗白润，脉细数无力。法当养阴、益气、和胃、抗痨。方用：

黄精、山当归、鸡屎藤、五朵云、黄荆子各 30g，党参、山药、黄芩、山楂肉、马桑根（去黑皮）各 20g，甘草 6g。连服 15 剂。

诸症悉解，颈部结核溃疡完全愈合，已能自食，并可下床扶壁而行。痨伤气血，筋骨失荣，拟扶正抗痨之药缓进。

党参、白术、山药、茯苓、山楂肉各 30g，黄精、白及各 15g，何首乌、女贞子、百部、黄芩，黄荆子、鸡屎藤各 60g，甘草 20g。炼蜜为丸，每服 10g，1 日 3 次，饭前开水送下。

连服 3 月余，完全恢复健康。

次年春季复发，但其症较 1970 年为轻，仍用上法治疗 3 月痊愈。至今 20 余年无恙。

七、骨结核案

何某，男，18 岁。1990 年 1 月 18 日初诊。

患左肱骨中上段结核 2 年。患者于 1987 年 12 月出现左上臂疼痛，不红不肿，经中、西医治疗无效，于 1989 年 6 月经某中心医院检查，诊断为"左肱骨中上段结核性骨髓炎"。住院治疗半年，手术取出死骨后，伤口不能愈合，求治于师。诊见：神疲乏力，面色萎黄，形体消瘦，左上臂中上部有 4cm×2cm 手术伤口瘢痕，中间有 2cm×0.5cm 大伤口未愈合，流清稀脓液，恶臭，局部疼痛、微肿，皮色不红；左上肢活动受限，舌质暗淡，舌苔薄白，脉沉细涩。师曰："此正气不足也。营卫气衰，焉能胜菌？菌不除，伤口弗之能愈。治应补益气血，抗痨杀菌。"药用：

党参 30g，黄芪 30g，白术 15g，当归 30g，熟地 30g，黄柏 30g，茯苓 15g，白芍 15g，川芎 12g，土茯苓 30g，夏枯草 30g，制首乌 30g，企边桂 6g，蜈蚣 2 条，炙甘草 10g。水煎服，2 日 1 剂。

服上方 1 个月，伤口愈合，诸症明显减轻。拍片检查，见左肱骨中上段骨髓闭塞。药中病机，病势已缓，仍以原方化裁，改汤为丸，以固其效。药方：

党参 100g，黄芪 100g，制首乌 100g，茯苓 100g，白芍 100g，当

归 50g，熟地 100g，女贞子 100g，丹参 100g，川芎 50g，鸡血藤 50g，红花 50g，红人参 15g，龟板 150g，连翘 50g，土茯苓 150g，白术 50g，神曲 50g，甘草 30g。

上方共细研为粉，炼蜜为丸，每丸重 10g。每服 1 丸，1 日 3 次，饭前温开水送服。

服上方 2 料，共 6 个月后，拍片复查，左肱骨髓腔形成，上肢活动自如而愈。随访，体健。现已毕业于西南政法学院。

按： 骨结核一病，病情缠绵。易反复发作，中、西医治疗均感棘手。业师认为，本病的发生，一因正气不足，抵抗力低下；一因感染结核杆菌，乘虚为虐。故治应抗痨杀虫以去其因，补益气血阴精以固其本，正旺体强则邪自却。方用十全大补汤加龟板、女贞子之属，补益气血阴精以扶正；选具有较强抑制结核杆菌作用的夏枯草、黄柏、土茯苓、蜈蚣、制首乌、连翘等以制菌；配红花、丹参以改善病灶血液循环，增强灭菌效能；神曲醒脾健胃，以防补药之壅滞。诸药合用，共奏扶正杀菌之功。药证相符，配伍精当，故效而彰。

（景洪贵　整理）

八、胆道蛔虫（蛔厥）案

李某，女，36 岁，农民。1992 年 1 月 5 日初诊。

右上腹阵发性剧痛伴呕吐 10 天，加重 3 天。10 天前突发右上腹钻顶样剧痛，时痛时止，痛时弯腰曲膝，辗转不安，呕吐黄苦水。去某中心医院诊为"胆道蛔虫"，住院治疗 7 天不见好转。近 3 天来频发疼痛，畏寒发热，脘胀嗳气，不思饮食。B 超检查结论为"胆道蛔虫伴胆囊炎"。嘱手术治疗，因患者畏惧，遂出院来门诊治疗。诊见：呻吟不已，面目及周身轻度黄染，精神倦怠，手足厥冷，右上腹胆囊区触痛，舌淡，苔厚白，脉沉细。诊为蛔厥。证属脾胃虚寒，肝胆郁滞。治以温脏安蛔。方用椒梅汤加味。药用：

党参50g，黄芩、白芍、乌梅、法夏、茵陈各30g，黄连、干姜、甘草各10g，枳实15g，草果、花椒各6g。

服上方2剂后疼痛及呕吐愈，黄疸渐退，饮食稍增。守方又服2剂后，诸症消失，惟倦怠乏力，以四君子汤加味调理善后。

按： 患者脾胃虚寒，蛔虫遇寒则动，逆行钻入胆道，致肝胆郁滞，湿热内生。业师用《温病条辨》椒梅汤加减，以党参益气健脾，干姜温散脏寒；蛔虫遇辛则伏，闻酸则静，得苦则下，故用乌梅酸以制蛔，花椒辛温杀蛔，芩、连苦寒下蛔；辅法夏降逆止呕，枳实行气止痛，茵陈、草果渗湿清热，利胆退黄。全方补泻具备，寒热并用，使蛔安脏暖，其病得愈。

（张耀　整理）

九、间歇热（胆胃湿热证）案

张某，男，31岁，干部。1992年5月31日初诊。

定时发热4月。自1992年1月16日开始出现恶寒发热，每隔7日发作1次，每次发病均于下午4时开始发冷，1小时后体温逐渐升高，晚上9～10时体温达39℃以上，次晨3时左右开始退烧，5时体温恢复正常，实验室检查无异常发现，亦未查到疟原虫，西医未予确诊。自诉口苦脘闷，不思饮食，便溏不畅。诊见：倦怠少神，体胖面微黄，舌胖、舌暗红，苔厚白腻，脉弦滑。

证属胆胃湿热。治以清胆利湿、和胃化痰。方用蒿芩清胆汤。

药用：

青蒿、黄芩、滑石（包）、青黛（包）各30g，枳实、茯苓、法夏各15g，陈皮6g，竹茹6g，甘草10g。

连服上方3剂病愈。随访1年未见复发。

按： 患者痰浊湿热滞于少阳之经，正邪纷争故寒热如疟，热甚于湿故热重寒轻。业师用清胆汤清热利湿，除湿化痰，使少阳胆热得清，痰湿得化，则诸症自愈。

（张耀　整理）

十、冠心病心绞痛（真心痛）案

李某，男，58岁。1993年1月18日初诊。

患者近1月来心前区憋闷不适，有压榨感，时发刺痛。近1周来憋闷加重，刺痛发作频繁，早晚尤甚，伴心跳、乏力、烦躁。服西药虽能减轻症状，但不能控制复发。诊见：倦怠，面白无华，舌暗红，苔薄白，脉弦细。

证属气虚血瘀，胸阳痹阻。治以活血化瘀，益气宁心为法。药用：

红参12g，山楂30g，茯苓15g，丹参30g，枳实30g，甘草12g。

患者连服上方3剂，胸部憋闷及刺痛未再发作；又服上方10剂，诸症明显好转，仅在郁怒或气温骤降时有轻微疼痛。

按： 真心痛，属于现代医学冠心病、心绞痛的范畴，系缺血性心脏病。西医采用冠脉搭桥或再通术，或使用钙离子拮抗剂B——受体阻滞、溶栓等扩冠药物，虽能缓解疼痛，但疗效不稳定。业师根据"心主身之血脉"（《素问·痿论》）和"血脱者色白，夭然不泽"（《灵枢·决气》），以及治血须治气等理论为依据，采用活血化瘀、养阴益气、行气止痛等法施治，或一法独用，或几法合用，药味简练，疗效显著。

（张耀 整理）

十一、间质性肺炎（咳嗽）案

杜某，男，56岁。1991年9月9日初诊。

1月前因车祸致右胸部4～5肋骨线型骨折。住院治疗2天后出现恶寒、咳嗽、鼻塞流涕。因遵西医嘱加强营养以利骨折愈合，即食甲鱼等高蛋白营养品，随即咳嗽加重，吐白色黏稠痰涎，痰中带血，血色鲜红。体温在39℃左右。口服抗生素及化痰止咳西药，汗出热退，但咳嗽未减，呈阵发性剧咳，痰少而黏稠难咯，咳引胸及头痛，眼冒金星，时发潮热，午后为甚，伴烦躁，多汗。经某中心医院胸部拍片（X光片号：238541）及CT检查（CT号：4416）结论为："双下肺间质性肺炎"。痰培养见：聚团肠杆菌、卡他珠及甲号溶血性链球菌。药敏试验后选用西药氯霉素、吡哌酸等治疗1月不见好转，遂转业师处诊治。症如前述，舌红无苔，脉弦细。

证属阴虚肺燥，痰凝气滞。治以滋阴润肺，清热化痰，行气通络。药用：

沙参、知母、麦冬、海浮石、桔梗、浙贝母、黄芩、连翘、神曲各30g，枳实、甘草各15g，枇杷叶12g。

服药2剂后咳嗽大减，觉口中灼热，胸痛，舌上已布薄白苔。原方又服4剂，仅见轻微干咳，胸部窒闷不适，舌红，苔薄白，脉左沉弦细、右沉缓。拟健脾益气、行气通络善后。处方：

黄精、党参、山药、女贞子、神曲、鱼腥草各30g，茯苓、郁金、枳壳、黄芩各15g，佛手、甘草各10g。

按：间质性肺炎，又称肺泡炎。临床以干咳、气急、肺部特殊罗音（细捻发音或 Velcro 啰音）为主要特征。胸部 X 线检查为毛玻璃状阴影，病变进展出现结节状；血液检验 SR 增快；肺功能测定肺容量减少。西药抗生素或激素治疗效果不佳。业师认为，本病的基本病机除湿热型外，为阴虚肺燥，痰瘀阻滞，肺络不通。病程一般较长。针对病机特点，业师用沙参、麦冬、知母滋阴润肺，黄芩、连翘清泄肺热，海浮石化痰，枳壳行气通络。诸药配合，相辅相成，俾清热化痰不伤阴，行气通络不留邪，故获显效。

十二、背部发冷案

患者余某，男，36 岁。因背部发冷于 1993 年 6 月 28 日来诊。自诉近 1 年来背部正中发冷，早晚及入冬尤甚。伴见腰膝酸软，倦怠乏力。诊见：舌暗红，苔白厚腻，脉沉细涩。

证属肾阳虚衰，寒自内生。治以温阳散寒。方用《温病条辨》鹿附汤。处方：

鹿角片 30g，附片 12g，菟丝子 30g（包煎），草果 6g，茯苓 30g。

患者连服上方 3 剂后背部不冷，惟倦怠乏力，后服补脾益肾之剂调理善后。

按：鹿附汤出自《温病条辨》，原文用本方治疗湿邪久留，流于下焦，伏藏足少阴肾经，损伤了肾的阳气，以致火不生土，脾阳不足而致的身痛、足肿之症而设。业师用本方治疗背部发冷，收效甚佳。背为督脉及足太阳膀胱经循行路线，肾与膀胱为表里，督脉起源于肾，总督一身之阳气，故肾阳虚可致背部发冷。方用鹿角片补督脉之阳，督脉的阳气一升，全身的阳气都得到振奋鼓舞；附子配菟丝补肾中真阳，通行十二经脉；又以草果温太阴独胜之寒而醒发脾阳，再用茯苓淡渗、辅附子开达膀胱气化，使寒湿自膀胱而去，则背冷自除。

十三、背部发热案

患者罗某，女，37 岁。每晨 4 时起背心发烧，起床即愈。服中西药 3 月不见好转。诊见脉弦滑，舌暗淡，苔白厚滑。证属痰饮深伏阴分。治以温阳化饮，引邪外出。处方：

茯苓 30g，肉桂 10g，白术 30g，甘草 10g，柴胡 15g，葛根 30g。

患者连服 2 剂病愈。

按：脉症合参，证属饮邪留伏阴分，业师以苓桂术甘汤温阳化饮，加柴胡引邪由阴出阳，再加葛根解表祛邪，且通经脉之滞。其药味简练，切中病机，疗效显著。

十四、久年黄疸案

患者李某，女，21 岁。患黄疸 14 年，加重 5 月。14 年前开始出现面目身黄，每次发作需治疗 2 ～ 3 月方愈。初起 1 年 1 发，继而一年二三发。1992 年 12 月 5 日病发后至诊时已 5 月未愈。去某医院诊为"阻塞性黄疸"，住院治疗 1 月不见减轻，遂转业师处诊治。刻诊：面目身俱深黄，色泽不鲜，消瘦。伴见身痒，倦怠，纳差，小便黄。舌暗红，苔薄黄少津，脉沉细涩。

证属气阴两虚，湿热瘀滞胆腑。治以益气养阴，清热利湿，行气活血，利胆退黄。处方：

红参 10g，麦冬 30g，山药 30g，茵陈 100g，蒲公英 100g，栀子 15g，紫草 30g，郁金 30g，枳壳 15g，红花 10g，赤芍 30g，丹参 30g，

甘草 12g。

二诊：服上方 10 剂，全身皮肤及巩膜黄疸退净。仍倦怠乏力，气短懒言，口干不思饮，脉沉细，舌暗红，苔薄黄少津。此乃邪去正虚，治以扶正为主兼利湿化瘀。处方：

红参 10g，麦冬 30g，玉竹 30g，女贞子 30g，山药 30g，茵陈 50g，蒲公英 30g，郁金 30g，枳壳 15g，赤芍 30g，丹参 30g，鸡血藤 30g，甘草 10g。

患者又服上方 10 剂，病愈。

按：患者时发黄疸达 14 年，脉症合参，乃正虚邪留。业师在大队益气养阴药中，重用利湿清热之药，使邪去而不伤正，正复而不敛邪。久病必瘀，瘀阻则邪难却。故以枳壳行气，郁金利胆，红花、赤芍、丹参等活血化瘀。气行、胆利、瘀散，则湿热之邪自不留滞而愈。

（张耀　整理）

十五、眩晕案

张某，女，52 岁。1992 年 8 月 27 日初诊。

患者反复眩晕 6 年。每年发 2～3 次，发则眩晕如坐舟车，不能站立，西医诊为"梅尼埃综合征"。4 天前眩晕复发，服中、西药治疗，效果不佳。症见：眩晕不能站立，欲吐，身倦乏力，不思饮食，舌质暗淡，舌苔白，脉弦。证属痰饮夹瘀。治以健脾蠲饮，佐以活血。药用：

泽泻 50g，白术 50g，丹参 30g。水煎服。

服药 1 剂，眩晕止。继用五味异功散加泽泻、丹参调理善后。随访，至今未复发。

按：泽泻汤系仲景为痰饮所致之眩晕而设。业师常用该方，随症加味治疗眩晕，每获良效。气虚者，加党参；夹瘀者，加丹参；兼头痛者，加川芎；失眠者，加栀子、淡豆豉。在应用该方时，业师强调泽泻、白术用量须重，泽泻非用 30～50g 则不能利湿降浊；白术非用 30～100g，则无力健脾蠲饮。

（景洪贵　整理）

十六、心悸案

龙某，男，19 岁。1993 年 1 月 31 日初诊。

患者自觉心中悸动不安 2 年，时作时止。经西医检查，诊为"阵发性心动过速"。易医数人，服中、西药治疗，效果欠佳。症见：自觉心悸，短气，小腹及生殖器冷，四肢欠温，舌质淡红，舌苔白，脉弦细数。证属心肾阳虚。治以温阳益气。药用：

桂枝 12g，炙甘草 30g，附片 12g，党参 30g。水煎服。

服药 1 剂，心悸明显减轻。续服 2 剂，诸症消除。续用归脾丸调治，巩固疗效。随访无恙。

按：桂枝甘草汤系仲景为发汗过多、内伤心阳所致的"其人叉手自冒心，心下悸，欲得按"之证而设。业师常用该方加味治疗心悸，屡获良效。阳虚甚者，加附片；气虚者，加党参；血虚者，加当归、熟地；阴亏者，加女贞子或麦冬；夹瘀者，加丹参、山楂、枳实。该患者证属心肾阳虚，故加附片、党参，共奏温阳益气之功。使心肾之阳旺盛，则阴寒之证自消；心气充足，则心悸之症自除。

（景洪贵　整理）

十七、肢冷案

唐某，男，36 岁。1992 年 4 月 3 日初诊。

患者双下肢冷痛 2 年，服温经散寒除湿之药治疗，罔效。症见：双下肢冷痛，咽痒，微咳，口干，咽红，舌质红，舌苔黄腻，脉弦。师曰：此为湿热阻滞经脉，郁遏阳气所致。药用：

草豆蔻 10g，广藿香 15g，茵陈 30g，木通 10g，黄芩 30g，连翘 30g，浙贝母 15g，射干 12g，赤芍 30g，青黛 30g（包煎），威灵仙 30g，蒲公英 30g。水煎服。

服药 2 剂，舌苔转薄，咽红明显减轻，下肢冷痛消除。上方去青黛，加甘草 6g，续服 3 剂而愈。

按： 患者双下肢冷痛，状若阳虚，然服温经散寒除湿药无效何也？盖治未求本，射不中的故也。业师审证精详，辨为湿热阻滞经脉，郁遏阳气，治以清热化湿利尿而愈。究其义理，师曰，此即叶天士"通阳不在温，而在利小便"之义也。

（景洪贵　整理）

十八、便秘案

王某，女，24 岁。1991 年 9 月 12 日初诊。

患便秘 10 年，服清热泻火、养阴润肠之药效果不佳，故常用番泻叶泡水服以解便秘之苦，服之则便通，停则便秘如故。兼见腹胀，腹中热，舌质淡红，舌苔白少津，脉弦缓。证属气郁化热伤津，肠道传导迟缓。治宜理气行滞，养阴清热润肠。予四逆散加味。药用：

柴胡 15g，赤芍 30g，枳实 30g，甘草 10g，百合 30g，知母 30g，

菖蒲 6g，神曲 30g，肉苁蓉 30g，白术 30g。

服药 1 剂，大便通畅。续服 2 剂，诸症消失。又服四逆散加白术、肉苁蓉 5 剂，以巩固疗效。随访，大便通调如常人。

按： 业师认为，便秘属气机郁滞、传导迟缓所致者居多，常用四逆散加肉苁蓉、白术治之。方中以四逆散重用枳实以理气行滞，增强肠管传导；肉苁蓉补肾润肠，以肾司二便也；白术健脾通便。该患者有津亏之征，故配百合、知母养阴生津；配用菖蒲醒脾以开后窍、神曲健胃。药证相符，故效亦彰。

（景洪贵　整理）

十九、恶寒异治案

1. 湿热内蕴、阳气闭郁恶寒证

李某，男，36 岁，四川水电七局安装队职工。1991 年 12 月 9 日初诊。

1991 年 4 月初开始恶寒，时发时止，时而二三日一发，时而一日数发。发则身冷颤抖，四肢冰凉，厚着衣物亦冷，2～3 小时方止，冷后轻微发烧；伴见口苦、口干，经多方治疗不见好转。来诊前一周某医诊为"虚证"，给服加减六味地黄汤，连服 2 剂后整日思睡，脘腹痞闷，不思饮食，四肢乏力，求师诊治。症见：舌质红，苔黄厚腻，脉弦数。既往患者长期从事野外安装工作，居处潮湿，喜食辛辣，嗜烟（1 盒/日）、酒（0.1～0.5kg/ 日）19 年。证属湿热内蕴，阳气闭郁。治拟清热解毒，利湿化浊通阳。处方：

草豆蔻、木通各 10g，藿香、连翘各 15g，射干、薄荷各 12g，石菖蒲 6g，茵陈、滑石、黄芩、浙贝母各 30g。4 剂。

二诊：服药 2 剂，恶寒颤抖明显减轻；续服 2 剂，恶寒及嗜睡之症均愈，饮食大增。唯觉口干舌燥，不欲饮水，舌红，苔薄黄，脉沉涩。守方去滑石、木通、藿香、薄荷，加知母、赤芍各 30g。3 剂。

三诊：药后诸症好转，舌淡红，苔薄白。处六君子汤加苡仁、茵陈调理善后。

按： 患者嗜好辛辣烟酒，脾胃素有蕴热，又长期从事野外作业，外受风、寒、湿邪内侵，与酒热搏结于中焦，致邪热深伏于里，阳气郁闭于内，不能外达四末，故见恶寒战栗，四肢冰凉；清阳不升而乏力思睡。业师选甘露消毒丹治疗，取射干、贝母、黄芩泻肺利咽，连翘薄荷轻清透达，清热解毒于上；滑石、木通、茵陈清热渗湿于下，共奏上清下渗之功。上源清而流自洁，下焦通而湿热有出路，以此分消其势，以治致病之源。然中焦为湿邪所困，非芳香之品不能振奋透达已困之中阳，祛除湿浊，故伍藿香、菖蒲、草蔻等芳香化浊，醒脾化湿。全方清热解毒、淡渗利湿、芳香化浊三法具备，主次分明，一丝不乱。俾内蕴湿热一解，表卫即和，恶寒不作。叶天士所谓"兴阳不在温，而在利小便"，正是指此而言。

2. 阳虚饮停恶寒证

陈某，男，37 岁。1991 年 7 月 20 日初诊。

近 2 年恶寒，入冬密闭门窗，不敢外出。盛夏却身穿棉袄坐于户外晒太阳，伴见咳嗽吐痰，时吐清稀痰涎盈碗，胸闷。来诊时虽值盛夏仍穿棉衣、绒裤。体形肥胖，面色㿠白，唇色微紫，舌体胖、边尖有齿痕，舌淡红，苔白腻，脉沉细缓。证属脾肾阳虚，水饮内停。治以温补脾肾，兼化水饮。处方：

附片 15g（先煎）。企边桂 10g，白芍、白术、生姜、茯苓、鱼腥草各 30g，党参 50g。3 剂。

二诊：药后，恶寒明显好转，仍咳嗽气喘，唇绀，苔白滑，脉沉缓。原方加黄芪 50g，5 剂。

三诊：上方服后已不恶寒，只轻微咳喘，吐少量清稀痰涎。阳气初复，尚需培益。处方：

附片 12g（先煎），白芍、茯苓、党参、白术各 30g，益智仁、补骨脂、生姜、鹿角胶各 15g。5 剂。

按：患者脾肾阳虚，水饮内停，故以真武汤加味治之。处方以大辛大热之附、桂为主药，使肾阳得复，气化得行。水饮为阴邪，得阳乃化，即"益火之源以消阴翳"也。主水虽在肾，然制水却在脾，故在治本的基础上又配党参、白术、茯苓、生姜健脾利湿，以治水饮内停之"标"。水饮既去，则肾阳无制而易复矣，具间接助阳之功。元阳既复，水饮即难再生，相辅相成，以平为期。肺为水之上源，方中反佐鱼腥草清肺，一以助下焦化气行水之力，一以防水饮停肺化热。用酸敛之白芍为佐使，既可敛阴和血，又可防姜附辛燥之太过。

（张耀　整理）

二十、舌纵案

李某，男，33 岁，四川省蓬溪县文教局干部。

患者既往夜眠多梦，时现阳痿、遗精及筋骨疼痛。5 天前发热恶寒，未予治疗。2 日后出现唇颤，舌即伸出口外，流涎不绝，心中悸烦，脉搏每分钟可达 110 次之多，约 1 小时后，舌收脉静。服西药 3 天，发热恶寒解，余症一日三四作，颇为忧惧。

1974年2月16日邀余往诊。视其舌淡有齿痕，苔薄白少津，脉弦涩而数。诊为心肾阴虚、肝风上扰。拟镇肝息风、养心滋肾之法为治。处方：

沙参、玉竹、女贞子、桑寄生、龙骨、牡蛎、珍珠母各30g，白芍24g，神曲、甘草各12g。水煎服。

服一剂，诸症悉解，舌上津回，脉象如故。重症初效，毋事更张，仍取原方加减：

沙参、磁石、龙骨、珍珠母、女贞子各30g，白芍、桂圆肉、桑寄生各24g，神曲12g，甘草6g。煎服3剂，巩固疗效。

随访至今，舌纵之病未再发作。

按： 舌纵之病，首见于《灵枢·寒热病》篇。其文曰："舌纵涎下，烦悗，取足少阴。"已举其证治之要矣。本例患者素有多梦、遗精诸症，知其心肾素虚：舌为心苗，肾经之脉循喉咙挟舌本，宜其病之表现在舌，舌纵时作，则由肝失所养而风动，风有休作，故舌有纵收。此所以不纯遵"取足少阴"之训，而责心、肝、肾三脏之虚也。

二十一、支气管哮喘案

张某，女，34岁。1991年5月2日初诊。

患者于1980年6月自东北哈尔滨来绵阳工作，1982年7月开始出现气喘、胸闷、咳嗽，病势较缓。虽经治疗，但只能减轻症状，更不能控制复发。1990年12月喘咳加重，吐浓稠黏痰，痰中带血，胸闷如有物重压，先后三次X光拍片诊为"Ⅲ型肺结核"，但多次查痰未见结核杆菌。西医用抗痨药物治疗不见好转。既往，返哈尔滨探亲，车过秦岭，诸症悉解，回东北做胸部X光拍片正常；返川，车过秦岭则病发如故。诊见形体消瘦，神倦乏力，面白少华，喘咳气紧，胸闷不饥，脉弦细数，舌淡红，苔薄白。证属肺脾气虚、湿浊蕴肺。予：

黄芪 30g，苍术 30g，黄柏 15g，大枣 30g，甘草 6g，紫草 30g，蝉蜕 12g，艾叶 15g，黄精 30g。

服药 2 剂，咳喘，胸闷解。又服 3 剂，精力转佳，惟见纳差，多汗，改以补益肺脾肾三脏调理善后。随访已 2 年未见复发。

按：支气管哮喘，多由素体不足，外受风寒湿热之邪，引动内蕴痰湿，或接触异味，或过食鱼虾海味，辛辣酒酪以致气机不畅，肺系邪壅，发为喘咳。正如《医贯·喘论》云："若为风寒暑湿所侵，则肺气胀满而喘，呼吸迫促，坐卧不安。"方用黄芪、大枣、黄精、甘草补脾益肺，以补素禀之不足；蝉蜕、紫草、苍术、艾叶、黄柏，祛风、除湿、解毒，以制病邪之侵淫。全方无一药平喘而喘自平，所谓"治病必求其本也"。

（张耀　整理）

二十二、过敏性鼻炎案

秦某，女，41 岁，医生。1991 年 6 月 5 日初诊。

自诉患过敏性鼻炎已 3 年，遇冷即出现喷嚏，流涕，鼻痒，入冬上班则喷嚏连作，清涕长流不断，室内升温或卧床厚覆棉被暖和后方止。伴见倦怠，乏力，恶寒，多汗，平素易感冒。诊见舌淡红，苔薄白，脉弱。证属卫外阳虚，外邪侵袭。药用：

附片 10g（先煎），黄芪 30g，防风 10g，白术 15g，苍术 30g，大枣 30g，甘草 10g，紫草 30g，蝉蜕 10g，辛夷 10g。

患者服上方 3 剂，诸症明显好转，续服上方 10 剂病愈。

按： 过敏性鼻炎，属于中医鼻鼽的范畴，常反复发作，根治颇难。本例系卫外阳虚，外邪侵袭所致。治以温阳益气与祛邪脱敏同施，切中病机，故收速效。

（张耀 整理）

二十三、咽喉病异治案

1. 慢喉喑（声带小结）案

何某，女，30 岁。因声音嘶哑 6 月，于 1991 年 6 月 18 日初诊。

6 月前听气功报告时，当场大哭达 4 小时之久，随即出现声音嘶哑，服西药治疗不见好转。1 月后又因生气病情加重，以致不能发声。经注射青霉素、口服螺旋霉素及中药治疗月余不见好转，仅能发出低微声音，但颇费力，伴见喉痛隐隐、梗滞不利，胸闷心烦，影响工作和休息；去某音乐学院声带病专科门诊诊治，见咽部色泽红润，声带肥厚，边缘有小结状突起，色淡红，声门关闭不全。诊为"声带小结"，又服螺旋霉素等西药治疗月余，仍无好转，遂来业师处诊治。症如前述，察舌色暗红，苔薄黄少津。舌下系带瘀滞，脉沉弦涩。既往嗜辛辣，系业余歌手。

证属气郁化火，伤阴灼津，致痰热内生，痰瘀互结，闭阻于喉。治以滋阴清热，行气化痰，散结开音。处方：

沙参 30g，黄芩 30g，连翘 15g，苡仁 30g，浙贝母 30g，桔梗 10g，海藻 30g，枳壳 15g，甘草 10g，木蝴蝶 6g。

服药 5 剂。6 月 28 日复诊，服药后咽喉部不梗不痛，胸不憋闷，能顺利发声，但声调稍低。原方续服 10 剂后发声恢复正常。嘱调畅情志，忌食辛辣，节制语言。原方又服 10 剂巩固疗效。随访 2 年，未见复发。

按： 患者系业余歌手，用嗓时多，平素性急善怒，嗜好辛辣，且病前大哭，病中生气，致津液耗伤。气郁化火，灼津为痰，随气上窜，痰瘀互结声户而致失音。阴津耗伤，气滞不行，痰瘀闭结互为因果。方用沙参养阴润肺；黄芩、连翘、苡仁清热泻火；桔梗、浙贝、海藻清化热痰；海藻配甘草相反为用，散结开闭；木蝴蝶利咽开音。业师认为，治痰需行气，气行则痰行瘀散，故加枳壳调畅气机，以助桔梗、海藻化痰散结之力。

（张耀　整理）

2. 喉痹（急性咽喉炎）案

魏某，男，18岁。1991年10月1日初诊。

咽痛1月余。1月前因气温骤降受凉出现咽痛，伴恶寒，咽痒，微咳。去某医院诊治，予青霉素等抗菌消炎药及清热解毒利咽中药治疗不见好转。近几日咽痛加重，吞咽困难。来诊时见咽部微肿色淡红，咽后壁淋巴滤泡呈结节状隆起。舌淡红，苔厚白滑，脉沉细涩。

证属寒客少阴，上逆结咽蕴热。治以温下清上法。处方：

干姜10g，附片12g，桔梗30g，黄芩30g，甘草15g，枳壳15g。

服药1剂后疼痛大减，吞咽自如；又服1剂，病愈。

按： 少阴之脉循喉咙，挟舌本。患者少阴受寒，上逆于咽，蕴而化热，故见咽痛，吞咽困难。今下寒未除，则上蕴之热难消，故单用清热解毒之剂无效。业师法仲景用四逆汤温下祛寒以治致病之本；更以黄芩泻火解毒以治病之标；配桔梗宣肺利咽、枳壳行气散结，共成温下清上之剂，故收速效。

（张耀　整理）

3. 急喉喑（急性咽喉炎）案

代某，女，43岁。

因咽痛、声音嘶哑4天，于1991年10月5日初诊。

4天前因受凉后出现咽喉不适，发声不利，伴见恶寒发热身痛，随即出现咽喉部疼痛，发声嘶哑，在本厂职工医院治疗不见好转。诊见左侧颌下瘰核肿大压痛，咽喉部肿胀、充血。舌边尖红，苔薄白中黄少津，脉浮数。证属风热侵咽，毒气滞留。治以疏风清热利咽散结。处方：

桔梗30g，甘草15g，蝉蜕12g，木蝴蝶8g，柴胡15g，葛根30g，黄芩30g，枳壳15g。

患者服上方2剂后，咽干微痛，左颌下瘰核明显缩小，能发声但音低而粗，舌红，苔薄黄少津，脉浮数。原方去柴胡，加玄参30g，又服2剂而愈。

按：咽喉为声音之门户，风热邪毒壅滞于咽则脉络痹阻，导致声音嘶哑；热毒留结则咽部充血，导致局部肿痛。业师用《伤寒论》桔梗汤加黄芩泻火解毒，配木蝴蝶、蝉蜕散结利咽，配柴胡、葛根、枳壳疏风开痹。药中病机，故收效甚捷。

（张耀　整理）

二十四、呃逆案

刘某，男，26岁。

患呃逆4天，发作频繁，烦躁不安，影响饮食与睡眠，在当地服中西药治疗不见好转。伴见口苦，胸腹胀满，大便燥结已4日未行。诊见舌红，苔黄，脉弦数。证属胃肠积热，气机逆乱。治以疏肝降逆，通腑泻热。处方：

柴胡 15g，赤芍 30g，枳实 30g，黄芩 30g，大黄 15g，甘草 10g。

服上方 1 剂后大便行，呃逆立止，惟胸胀不舒，续服 1 剂，诸症悉解。

按：呃逆轻者，一般系饮冷受凉所致，多自发自止；重症呃逆，多见于危重症后期，属胃气将绝之征兆，预后不良。本例患者，呃逆 4 天不止，系热结胃肠，阳气内郁，气不下行，上逆动膈而呃逆。上方以黄芩燥湿清热，"专泻大肠三焦之火"（《药品代义》），现代药理研究表明黄芩具有利胆解痉作用；大黄通积滞，清热降胃气，合四逆散透解郁热。取"气逆于上，取之于下"之意，故应手取效。

（张耀　整理）

二十五、白癜风案

何某，男，36 岁。1991 年 6 月 18 日初诊。

1 月前右侧颈部及下腹部近阴囊处皮肤出现形态各异的局限性白斑，周围皮肤黧黑，小腹两侧呈对称性分布，患处奇痒。曾就诊于某中心医院，经口服西药、外搽酒精等治疗 1 月不见减轻，而有扩张之势。察舌淡红，苔黄腻，脉弦滑。证属风毒湿热搏于肌肤。治以祛风燥湿，活血止痒退斑。处方：

黄柏 15g，苍术、地肤子、紫草、大枣、党参、紫荆皮、神曲各 30g，蝉蜕 12g，甘草 10g。

服 1 剂后奇痒止；服 3 剂后白斑处陆续呈现较密集的色素沉着斑点，除伴见轻度失眠外，无其他不适。上方加夜交藤 30g。续服 3 剂后，白斑中色素沉着点增多增大，有的已融合成片。部分皮肤已恢复正常颜色，惟失眠未除，于二诊方内加丹参30g。服15剂后，白斑消失。察右颈部皮色完全恢复正常，下腹部患处仅见少量白色斑点，余无他症。嘱上方再服5剂，以巩固疗效。

按：白癜风，又称白癜、白驳风，治疗颇为棘手。《医宗金鉴·白驳风》指出本病"由风邪相搏于皮肤，致令气血失和"所致，告诫"施治宜早，若因循日久，甚则遍及全身"。本例患者系风邪夹湿搏于肌肤，气血失和，血不荣肤所致。是方以二妙散燥湿清热，配紫荆皮、紫草活血凉血，解毒清热退斑；蝉蜕疏风清热，地肤除湿止痒；党参、大枣、甘草甘温健中，补气拒邪于外。紫草、大枣、蝉蜕又具抗过敏作用，可助地肤止痒。

（张耀　整理）

二十六、水肿案

吕某，男，45岁。

1973年夏日，突发咽喉肿痛，就某西医治疗，肿痛减轻，继发小便短黄、全身水肿、食欲不振，转就余诊。其脉弦数，舌红，苔黄润。中焦湿热，脾失健运。法当清热利湿、降气和中为治。处方：

三匹风30g，鱼腥草30g，玉米须30g，车前草30g，黄荆子30g，大枣20g。

煎服1剂，尿量显著增多，水肿渐消；续服5剂，肿消过半，咽喉肿痛已解，食欲转佳，舌质淡红，苔白润，脉缓无力。邪气渐退，正气难支，原方加党参20g，黄芪30g。续服4剂，水肿全消。改服健脾除湿，益气和中之方：

党参15g，黄芪20g，鸡屎藤30g，臭牡丹根30g，黄荆子15g，鱼鳅串 20g，甘草 6g。

煎服 10 剂善后。至今未见复发。

二十七、脏躁案

苏某，女，24 岁。

4 天前突发哭笑无常，有时清醒知人事，头剧痛，视物模糊，夜间多见异物及火光，睡眠不宁，心下痞闷，烦躁，2 日 1 次大便，月经因哺乳未至。曾服中西药未见好转。于 1973 年 12 月 8 日抬送来诊。视其舌质鲜红，苔黄少津，脉细无力。诊为"脏躁"。拟用养阴安神、理气宽胸之法。方用：

栀子、枳实各 12g，淡豆豉、麦冬、女贞子、何首乌、小麦、大枣、钩藤各 30g，牡蛎 60g，甘草 20g。煎服。

按： 方中用《伤寒论》"栀子豉枳实汤"以宽胸解烦；用《金匮要略》"甘麦大枣汤"以宁心缓急。加麦冬、女贞子、何首乌养阴增液，以治病之本；加牡蛎、钩藤镇静止痛，以治病之标。因住地距余较远，往返不便，嘱其连服 3 剂再来就诊。

服上方 3 剂后，哭笑无常之症已止，夜间亦无妄见，头痛减轻；惟见夜眠多梦，身酸痛，项微强，脉弦涩，舌红，苔黄腻。其人素有风湿，今服滋柔过度，旧恙复作，改从湿热论治，仍佐镇心安神。方用：

沙参 30g，白术、茵陈、独活各 20g，黄芩、僵蚕、神曲各 15g，牡蛎、磁石各 30g，甘草 6g。

煎服 5 剂，诸症悉解，至今未见复发。

二十八、蛔虫腹痛案

李某，女，28 岁。

怀孕 5 月，突发脐周阵发性剧烈疼痛，当地治疗 1 天无效，抬送某区医院治疗，经西医诊断为蛔虫性腹痛，服中西药未见好转。次日上午 9 时约诊。视其面色萎黄，舌淡，苔白有津，脉细滑无力；触诊腹部压痛不显。先予驱虫及缓和急迫之方：

乌梅 60g，花椒 3g，甘草 30g。煎服。

服药一次后，阵发性疼痛减轻，续服至次日，下蛔虫 10 余条，疼痛全止。继以补益气血，调理脾胃之药善后。

按：急症用药，宜重宜专，重则力足而易克邪制胜，专则力聚而锋芒所指不乱。又，上方重用甘草之含义有三：一是据现代药理研究，甘草有缓解胃肠平滑肌痉挛之作用，此种理论与中医甘草能"缓和急迫"而止痛之说，如出一辙，此处重用之目的，首在缓痛；二是缓和大剂乌梅和花椒毒性，防止流产副作用之发生；三是矫花椒、乌梅辛酸之味，对蛔虫能起到"诱而杀之"作用，对患者能防止难于接受而致恶心呕吐之弊。

二十九、经行吐血案

蒋某，女，29 岁。

患者 20 岁结婚，病前曾孕二胎，均足月顺产。1974 年 10 月值经之期，因洗衣过劳，觉胸膈有物梗阻，心烦，旋吐鲜血约 20mL。自此月经不潮，间 20 余日或 40 余日必吐血一次，每次 20～30mL，不治自止。平时寐多噩梦，无故惊恐，食欲不振。服中药半年，月经复至，但经期仍必吐血，噩梦、惊悸诸症依然，且经前二三日胯必剧痛。经中西医治疗 3 年余，病不稍减。

1978 年 9 月 11 日就诊。除症情已如前述外，脉细数无力、尺部微弱，舌质红而略暗，苔薄少津。此操劳伤络，热伏血中，心中恐惧，伤及心肾之证也。以宁心滋肾、导热下行，佐以止血行气为治。处方：

生地、白芍各 60g，龙骨、牡蛎、山楂肉、牛膝各 30g，仙鹤草 20g，枳实 15g。煎服 10 剂。

二诊（11 月 20 日）：服上方过程中曾来月经 2 次，均未吐血，睡眠好转，但觉胃部痞满，纳差，腰胯酸痛，苔黄少津，舌质红而略紫，脉弦细数。主症虽解，观其舌脉，知阴虚瘀热诸因尚未根除，法当守方续进，惟今脾胃运化功能减弱，升清降浊之职能失常，故痞满而纳差。乃于前方减阴柔固涩之药，加清热行气之味，意在补而不滞。处方：

生地、麦冬、白芍、桑寄生、牡蛎、牛膝各 30g，黄芩 24g，枳实 15g，黄连片一瓶。

前八味用水煎好。每服 150mL，同时送服黄连片 4 片。

1980 年 2 月走访患者，知服上方 5 剂，诸症消失。

按：此例患者病程长达 3 年有余，除所服西药已难知其药名外，检视前服中药处方盈尺，举凡凉血止血、滋阴清火、益气摄血之方，无不备尝，然无一效何也？盖遗药多而用量小，力不集中，杯水难济车薪之火故也。故取量大力专之方，顿挫其势，遂使数年顽疾，愈于一旦。徐大椿谓："数病而合治之，则并力捣其中坚，使离散无统，而众悉溃。"（《医学源流论·用药如用兵论》）即此意也。此例当时之中坚为肾阴不足，余皆由此衍生，故假地、芍以重权，取其养阴以滋肾也。肾阴足则心宁，心宁则主血有权，冲任之血自能循道而出，不致上逆而吐矣。余症亦可因心肾之宁而消失。

服药 10 剂，主症虽解，而舌脉均有阴虚伏热之象，明示病有"东山再起"之可能，故守原方，随症加减再进，师徐大椿"病方衰，则穷其所之，更益精锐，所以捣其巢穴"（《医学源流论·用药如用兵论》）之意，故疗效巩固，病不复作。

三十、呕吐案

胥某，男，14 岁。

患者身体素虚，发育不良，于 1974 年 4 月 7 日，出现头痛、身痛、发烧等症，经当地治疗，前症解。继则出现饮食入胃即吐，曾经多医治疗，未见好转，于 1974 年 4 月 27 日来诊。检查：肝在剑下 3cm、质软；切其脉，沉细无力；视其苔，白而花剥粗浮少津。此为气津两虚、胃气上逆之证。治宜益气生津、降逆和胃。处方：

玄参 30g，生地 30g，麦冬 30g，枳实 15g，大黄 10g，沙参 30g，紫草 15g，山楂肉 20g，甘草 15g，板蓝根 30g。

嘱其浓煎，少量勤服。

4 月 28 日二诊：服前方 1 剂后，呕吐已止，惟见夜间发热，小便黄；脉沉弦细，舌红，无苔。改从气津两亏、肝气不舒论治。乃书：

沙参 30g，黄精 30g，麦冬 30g，黄芩 15g，山楂肉 15g，枳实 15g，紫草 15g，甘草 15g，板蓝根 30g，大蓟 60g，青蒿 15g。

嘱煎服 10 剂，但服 2 剂后，其父来告云："患者身肿。"此兼脾虚不能运化水湿之故，乃于前方去麦冬，加车前草 30g、玉米须 20g，续服。

5 月 30 日三诊：服前方数剂后，肿已全消，但食油肉则腹泻，乏力。法用健脾益气、平肝解郁之散剂缓进。处方：

沙参 60g，山药 60g，山楂肉 30g，郁金 15g，枳实 15g，白术 30g，茯苓 30g，当归 30g，青黛 20g，板蓝根 30g，甘草 15g。

共为散，日服三次，每次 10g 蜂蜜开水送服。

1975 年 5 月 22 日随访：服前方 2 剂后，一切情况良好，已能参加劳动，检查肝在剑下 1cm，质软，余无所苦。

三十一、百日咳案

陈某，男，5 岁。

1974 年冬，忽然发烧咳嗽，服中西药后，烧解，时发连声急咳，最后发出回声，吐出稠痰（间吐饭食）而停止，隔半小时至 1 小时又发作一次，巩膜血斑，精神萎顿，舌红，苔白少津，脉细数。诊断为百日咳，辨证为热毒侵肺、气津两虚。法当清热解毒，止咳祛痰，佐扶气津。处方：

沙参 20g，五朵云 20g，地锦 15g，夏枯草 20g，山当归 15g，黄荆子 15g，葶苈 6g，礞石 15g，甘草 10g，芦竹根 30g。

煎服 3 剂，咳势顿挫，吐食已止，巩膜瘀斑渐退，于原方中去葶苈、礞石，加黄桷叶 20g。又 5 剂而愈。

三十二、小儿夜哭案

梁某，男，2 月。

夜哭月余，经治无效。腹微胀，触之空鸣；有时吐乳，大便稀，日下四五次，舌、脉正常，余无所苦。此为气滞胃肠，消化欠佳之候。法当行气消导，解痉降逆，并嘱其母勿于平卧时授乳，以免强吞乳汁，带空气入胃而为胀满。处方：

巴蜀名医遗珍系列丛书

蝉蜕 6g，白芍 15g，橘核 5g，黄芩 6g，山楂肉 6g，神曲 6g，甘草 3g。

服 1 剂病大减；复进 2 剂，遂能宁卧，夜哭不复作矣。

三十三、手癣案

何某，男，50 岁。

患手癣 3 年，手掌及指内侧皮肤脱屑、微痒，夏则干裂疼痛，冬则水疱丛生，历经诸医治疗无效，就诊于余，询知惟患此疾，余无异常。拟清热解毒之法。

乌梅 60g，贯众 60g 煎汤倾入盆中，乘热熏患处，待温，以手泡汤内 10 ～ 15 分钟，1 日 3 次，每日 1 剂。连治 7 日即愈，今已 19 年未发。后以此法应治多人，尽皆效验。

Ⅲ 诗文篇

诗词选

一、七律·元日攻书

元日攻书意正闲，芸窗独学静而安。

髫龄有志穷经史，终岁无方避馁寒。

四纪春秋忘孔孟，一生精力事岐轩。

欣逢盛世开胸胆，勇献刍荛学少年。

二、七律·朱良春先生从医五十周年志庆

回首从医五十年，上池水少孟河甘①。

东瀛论学肱三折，南海谈经月再圆。

虫药巧施惊二竖，痹科独创系双肩。

蓬门未可埋佳士，季氏神方赖以传②。

①孟河，指良春先生早年师事武进县孟河名医马惠卿先生。全句的意思是说孟河的水比长桑君的上池水更为甘美。

②江苏南通贫民季德胜身怀治蛇伤绝技，但不肯外传。良春先生任南通中医院院长时以情礼感之，季即将其方传出，名"季德胜蛇药"，流传中外，活人颇多。

三、七律·贺《中国当代中医名人志》问世

欣闻《中国当代中医名人志》即将问世，喜而不寐，涂鸦志贺。

高挥椽笔写华章，纸转三都贵洛阳。

开卷犹闻师友教，临诊裕运北南长。

巴蜀名医遗珍系列丛书

望齐入虢倾先圣，继庆师光鉴太仓。

各领风骚时岁异，不徒张杲慰岐黄①。

①宋代医家张杲著《医说》，其第一卷收载了116位医家的生平传记，是我国最早的医史专著。此诗最后一句的意思是说《中国当代中医名人志》的问世足以与《医说》媲美，就不只是张杲之作才能使岐黄欣慰于地下了。

四、五律·峨眉山讲《内经》呈李克光教授

1983年7月成都中医学院函授大学在峨眉山伏虎寺举办《内经》师资班，李克光教授与余并邀到班上课。聆李教授高论，受益良多，呈一律以谢之。

峨眉今古颂，妩媚冠群山。

报国探灵素，睹光慕圣贤①。

万年思广浚，一线系华严②。

问道龙门熟，无心谒杏坛③。

①报国，语带双关：一是指伏虎寺附近有报国寺；一是指《内经》师资班的师生们怀有报国之心。睹光，亦语带双关：一是指峨眉山金顶有睹光台；一是指拜谒了克光先生。

②传说峨眉山唐代高僧广浚曾与李白在峨眉论禅论诗：一线，峨眉山景点"一线天"；华严，峨眉山珍贵文物"华严塔"。

③龙门，汉代名士李膺望重一时，谁能参见了他，就被人誉为"登龙门"。这里的意思是说参见了克光之后，就不必去拜谒孔子的杏坛了。

附克光先生诗：

有心探太素，乘兴上峨眉。

幽寺堪消暑，灵山好论医。

景称天下秀，书是古今奇。

览胜兼闻道，此行信不虚。

五、五律·旺苍讲学①

北上东河畔，苏区鸿爪存。

艰难前辈业，幸福后来人。

祖国山河秀，中医道术新。

崔巍文采茂，云岫任蛟腾。

① 1984 年 8 月随成都中医学院李克淦教授等到旺苍县讲授函授大
学课。旺苍位于嘉陵江支流东河流域，红四方面军曾在旺苍建立苏维埃
政权。

六、五律·江油讲学①

授课工余日，同游太白园。

龙蛇飞粉壁，轮奂耸蓝天。

横渡亲涪水，长驱上窦圌。

群峰来眼底，天际涌波澜。

① 1985 年 5 月随成都中医学院李克光教授等到江油县讲学，课余
同游江油名胜太白公园、窦圌山，感赋此诗。

七、五律·剑阁讲学

六上剑门关，思多夜不眠。

王公坟草密，延庆骨灰寒。

数友迎街左，诸生聚席前。

翠云张柏古，挺秀傲霜天。

① 1986 年 10 月与朱良春教授等到剑阁县讲学。名医王柄如、中共剑阁县委书记李延庆，皆余旧友，今已先后去世，而翠云廊的张飞手植古柏（传说）依然挺秀参天，不胜感慨。

八、浪淘沙·送李仲愚先生返蓉①

细雨洒涪江，两岸寒霜。

西风飒飒菊花黄。

只有芙蓉坚作伴，鄙薄炎凉。

济世有奇方，悟彻青囊。

天人之学恐消亡。

十款呈文投巨石，浪激重洋。

① 1983 年 6 月仲愚先生曾向彭真委员长书陈振兴中医十条，得到委员长嘉许，中外学人对此举大加赞赏。

九、浪淘沙·热烈祝贺第一个教师节

金桂正飘香，倍觉清凉。

千村喜庆稻盈仓。

百废俱兴前未有，驰誉万邦。

无愧对炎黄，道德文章。

徽音远播自悠扬。

造就人才供大用，服务健康。

1987 年秋于绵阳市中医学校

十、武陵春·喜读《朱良春用药经验》

深谢神农传本草，禹甸起沉疴。

待至时珍集大成，中外活人多。

机杼朱公经验录，展卷涌洪波。

莫诩阳春白雪歌，辟新径，仰华佗。

十一、南乡子·初晋主任医师自勉

正道是沧桑，各领风骚道泽长。

人谓香岩千古士，发扬。

足与长沙试颉颃。

莫负好时光，秉烛夜行任发霜①。

高职忝居新起点，毋忘。

伏胜传书笑老庄。

①秉烛夜行，语出《颜氏家训·勉学》："幼学者，如日出之光；老而学者，如秉烛夜行。"意谓老年好学仍是很有用的。

1987 年 8 月于绵阳

巴蜀名医遗珍系列丛书

文 选

一、《绵阳市现代名医录》序

《后汉书．耿弇传》中的"有志者事竟成"一语，不知鼓舞了多少人的志气而使之取得了各种非凡的成就。何谓"志"？《灵枢·本神》篇说得很清楚："意之所存谓之志。"意思是说做任何事情要想达到某种目的，都必须有坚定不移的志向。事实确是如此，如仲尼之慕周公、孔明之慕管乐、仲景之慕越人、鞠通之慕天士，他们神往行随，坚持不懈，后来都成了大器。可见前人的嘉言懿行和丰功伟绩足以鼓舞来者。如果把这些言行功绩笔之于书，使它不受时间空间的限制，广泛而长久地流传于世，就是立言。《左传》称之为"三不朽"之一，足见其意义之重大。

《史记》首创名人传记，是后人立身处世的一面宝镜，其中《扁鹊仓公列传》开了历代史书记载名医事迹的先河，也使后世业医者从中汲取了丰富的营养。我国之所以代有名医，薪火不绝。历代史学家们所撰的名医传是起了巨大作用的。

绵阳市是川西北重镇，历史悠久，文化灿烂。在这富饶而美丽的土地上曾经孕育成长了不少千古风流人物。前如李白、文同，后如王右木、袁诗荛、张秀熟、沙汀、海灯等，皆为人所共仰。即以医林而言，也是名贤辈出，代不乏人。前如涪翁、程高、郭玉、李助、李珣均已名列经传，后如萧龙友、蒲辅周、宋鹭冰等皆为一代名流。可谓人杰地灵矣！1986 年 5 月，绵阳市卫生局和绵阳市中医学会拟编一本《绵阳市现代名医录》以惠来兹，并嘱我主持其事。我认为此举对继承近贤的学术成就、医德医风，都有很大作用，对于修撰地方志可助一臂之力，因而我便慨然忘陋承乏。

凡出生于本市，或在本市长期工作过的著名中医，均系本辑选编对象。其遴选标准有二：一是已故尚能收集较完整的资料者，二是健在但年龄在 70 岁以上者。材料来源，或派专人采访，记录整理，或托亲旧撰写，或取材于地方志、卫生志以及已印行的书刊，经核实修改，重新组合成文，凡 28 篇，交市中医学会部分在绵的常务理事审议定稿。

书中原方剂量多为旧制，今一律换算成公制。本辑目次，系根据各位名老中医出生年份排列。

末学无文，又兼猬务倥偬，未遑反复推敲，谬误之处，在所难免，敬希读者不吝指教。

1987 年元旦

二、我是怎样带教学术经验继承人的

——在全省老中医药专家带教学术经验继承人经验交流会上的发言

1990 年我国开创了遴选主治医师继承老中医药专家学术经验的教学方式，使一些书本上找不到而存在于老中医药专家头脑中的宝贵学术经验能延续下来，造福人类。这是党和政府振兴中医又一重大措施，它将载入世界医学史册而光耀千秋。此举在全国推选了 500 名中医药专家为导师，我亦忝列座末。经过两年的教学实践初步有如下体会，现提出供同道参考，并希教正。

1. 师徒同心是继承工作取得效果的保证

（1）慎始才能善终

师徒必须是素谙平生、相互了解、完全志愿的两方。只有志趣相投，才能坦诚相待，做到教者无隐，学者乐受，教学才有效果。如以行政命令强拉硬合，势必"道不同不相为谋"，终致貌合神离，徒挂虚名而已。我市的卫生行政领导前年在与我配备学术继承人时，除按规定宏观掌握学生条件外，具体人选则由我提名，领导审查报批。

（2）培养献身之志

仲景慕越人之才秀，鞠通慕香岩之术新，由慕而专心致志，欲达到所慕之人的境界而后快。只有爱之甚，才能学之专，学之专才能造之深。我在接收学生之初，即与两位学生讲了李东垣欲传道于罗天益的故事。罗初谒李，李问："汝来觅钱行医乎？学传道医人乎？"罗答："愚虽不敏，蒙先生不弃而指教之，传道是我所愿。"七百多年前的古人即能划清"觅钱行医"和"传道医人"的义利界线，重道轻财，泂为优良传统。《灵枢·本神》谓："意之所存谓之志。"程士德先生注："意念既生之后，坚定不移，并能付诸行动，便是志。"我与两位学生讲上述问题的目的便是要求他们树立"传道医人"之志，亦即继承和发扬中医学遗产为人类健康事业服务之志。以后还对这一问题不时重温之，使之在他们头脑中安营扎寨。若不如此，则势利的诱惑，西医的压力，很容易使他们朝秦暮楚，中途辍学。"身教胜于言教"，本人坚守中医阵地，誓作中医信徒的实际行动是不可稍事懈怠的。目前完全可以这样说"已见徒心似我心"，两心一致，学业延传可期。

2. 勤求博采是师生奋进的源泉

中医学涉及的范围很广，它渗透了古代文学、哲学和自然科学，并不断总结了医疗实践经验而成。故华佗有"兼通数经"之才，仲景有"多闻博识"之论。我在不影响国家安排的学习、应诊、写作内容外，还安排了古代文史、诸子、格律诗词、形式逻辑、现代医学、书法、日语、《伤寒论》的讲座，由我或延请其他专家主讲，并选古今一些医案进行剖析和讨论。使我和两位学生共同产生"学然后知不足"和《庄子·养生主》"吾生也有涯而知也无涯"之感，而思不断奋进，求索新知。久则自会形成以读书为乐，不读书则歉然若失。孔子"发奋忘食"，陶渊明"每有意会便欣然食"便是由好读书而到达乐读书的境地的。如欲学业有成，必须从勤读开始。现在我的两位学生已有读书的热情，达到乐读的境地还须期以异日。

3. 医疗实践是继承工作的核心

既然国家以"继承老中医药专家学术经验"为宗旨来进行教学，故前面谈到的师徒同心、勤求博采都是为求得真知、继承导师经验、提高医疗效果服务的。而继承学术经验又必须通过临床实践才能使学生全面掌握导师在操作上的技能技巧和诊疗上的逻辑思维。诸如真伪取舍、标本缓急、药量轻重、古方化裁、智圆行方、胆大心细等等，都须学者娴熟掌握，才算尽得其传。所以我们坚持学生每周至少跟师临床 2 天，并印制了特定的病案记录表做好记录。定时进行讨论、整理。学生自己单独应诊 2 天，同时做好记录，导师适时解惑答疑。从上可知，我们每周至少用了 4 天时间从事诊疗工作，突出了医疗实践的主导地位。初步认为，这一形式收效良好，学生单诊人数日渐增多，信誉不断提高。

4. 勤于写作是推动自学的契机

宋代的哲学家周敦颐在《通书·文辞》中曾说："文所以载道也。"我们的学术经验要广泛传延，必须依赖文章作为载体，才能横则五湖四海，纵则千秋百代，故锻炼写作能力亦是其中重要的一环。所以我们用了一定的时间学习医学论文的写作，并从事执笔锻炼，徒作师改，展开讨论，共同提高。另一方面，责成学生写作，促使他们查阅文献，锻炼思维，深化某一病种或某一专题的认识。两年来，两位学生共在国家级医学刊物发表文章 4 篇，省级医学刊物发表文章 6 篇，完成市级科研课题一项，收到较为良好的效果。

我们在教学工作中之所以取得了一点成绩，首先是依靠了国家和省中医管理局的政策方针，绵阳市卫生局主管中医工作的领导同志的关心和指导，以及我所在的单位中医学校、两位学生所在单位中医院的大力支持。但由于培养学术继承人是一项新的工作，许多问题都是第一次遇到，加之我的水平有限，所做工作与党和国家的要求，与在座同道所取得的成绩相比，还有很大差距。但我决心在此次会议期间虚心向同道学习，补救短失，力争把工作做好一点来缩小上述差距，并借此为振兴中医竭尽绵薄之力。

1993 年 6 月 12 日

三、中医队伍人才结构刍议

中医学需要继承和发展，而承担这一任务的主要又是中医。但要把这一任务完成好，中医队伍必须有各方面的人才。现在我就中医的人才结构问题提出肤浅的看法，以期就正于同道。

其一，培养三支力量，适应医教研需要。这三支力量是：管理人才，理论人才，医疗人才。他们的比例是：管理人才为 10%；理论人才为 20%；其余均为医疗人才。这些人中的大部分通过努力可以成为专家。

其二，人才素质的选择。三支力量中成员的思想政治要求，与其他专业无异，在业务上的要求应各有侧重。

（1）管理人才：应是熟悉马列主义，初通中医理论，知识面广，胸怀开朗，知人善任，明辨是非，坚持原则，有实干精神，热心中医事业的人。这类人才应具有高中以上文化程度，通过专业班培训后，委以适当职务，使之从工作实践中逐步成熟起来。

（2）理论人才：应有两个分支，一支以整理文献为主；一支以实验研究为主。这类人才由中医大专院校学生中选择适宜苗子培养。

第一支人才：通晓中医理论，博览古今医籍，有雄厚的古代文史哲学基础，对现代医学也应有所了解。

理论人才不一定都要求有丰富的临床经验，只要能诊治疾病或曾经诊治过一些疾病就行了。古代的皇甫谧、王焘、王冰、林亿、朱橚、陈梦雷和近代的刘止唐、廖季平、章太炎等都不是职业医生，而是一些文史哲学大师。但他们都在整理古典医籍，按中医传统理论发展中医方面作出了卓越的贡献，而且有的人还培养出了高明的理论家兼临床家，如郑钦安就曾是止唐先生的弟子，陆渊雷就曾是太炎先生的弟子。当然像张仲景、孙思邈、金元四大家、李时珍、张景岳、叶天士、徐大椿等理论高深而又富有临床经验的医家，作用会更大一些，如条件许可，亦应培养这种全面人才。

（3）诊治人才：包括各科人才，应从中医大、中专毕业生中选择对象培养一批。培养这类人才，特别要强调师承的重要性。孟子说："大匠诲人，能使人规矩，不能使人巧。"教科书和讲教科书的老师，是不容易使人巧的，无巧又难于成医。能使人巧的"大匠"主要是具有高明的诊疗技术的临床医家。诸如衡量轻重缓急、辨识药物的利弊、剖析病人的心理、预测病情转化、取舍脉象症状、掌握时空宜忌，都有深宏的学问，而一些临床名家又各有其独到之处，多为发行书本所未载。即使让这些名家把他们的技能技巧笔之于书，读之亦难曲尽其妙。如能跟师临床，得其口授，常可尽得其传，亦能发展其术。

中医队伍中的三支力量，所起的作用各不相同，却是殊途同归，共同为发展中医作出贡献。理论家能综合古今医家学说，笔之为文，横以交流于当世，纵以留传于后代；临床医家解除病人疾苦，在群众中树立良好影响．是中医赖以生存的基础；管理家能调动上述两支力量的积极性充分发挥其作用。三者缺一不可。

　　培养中药人才，发展中药，是非常重要的事。中医与中药如形影之难离。没有中药，就没有中医；没有中药的发展，也就没有中医的发展。但培养中药人才，发展中药，须涉及农业、工商、财贸等部门，需做专题讨论，这里就不赘述了。

巴蜀名医遗珍系列丛书

原跋

　　全国名老中医药专家、四川省绵阳市中医药学会名誉会长李孔定（1926年～）主任医师，涉足医林四十余载，对中医药学术的发展多有建树。近读作者《李孔定论医集》（成都科技大学出版社出版），结合时人诸多评说，更觉"八斗之才，五车之学"于作者当之无虚。该书收载了作者行医以来具有代表性的文章103篇，内容包括医经阐释、基础方药、各科临床、诗文鳞爪。这些文章立论起点高，治疗效果明显，指导性甚强，现将该书特点评介于后。

　　一、阐释医理，卓尔不群。对于影响中医药学术发展的理论问题，作者敢于冲破经典的桎梏，不囿于以经论经的考据风尚，常将问题或置于社会文化背景中予以剖析，或放之临床上加以证明，使医理本旨如熟透之瓜，自然坠落，毫不牵强附会。如在对"精"的认识上，作者提出不仅是物质的，还应该是"功能"的，认为"'精'在一定的语言环境中还具有与此（物质）不同的概念"，通过《周易》《管子》《淮南子》《史记》对先秦社会文化背景的认识，把"精"的功能概念阐释得淋漓酣畅，不仅反映出作者在医经方面的广博学识，更显示出深厚的古典文学功底。

对于方中的歧义，坚持据之于理，证之于医。如甘草粉蜜汤中的"粉"，素有铅、米之争，作者列举了大量认为是米粉的依据之后，笔锋一转，"我曾治三例蛔虫病患者，均系自服苦楝皮煎液而腹痛增剧，呕吐不止，肢厥心烦，即投甘草粉蜜汤（粉用米粉），经日遂安，即止服药，米粥自养"，既使疑义冰释，又确定了治疗内容，谨严的治学态度跃然纸上。

二、方药理用，咸有创新。书中所列方药可以说是作者数十年教学和临床的心血结晶。中药"十八反"在中医药界一直奉为临床用药配伍禁忌，鲜有越此雷池半步者。作者在70年代初就受《金匮》中"甘遂半夏汤"、"赤丸"等方剂的配伍启示，有意识将反药配伍用于临床治疗，结果"只要病情适合，用量得宜，从未发现异常反应"，反而对疑难顽症有意想不到的效果。据此，作者在《谈谈中药"十八反"》一文中提出了中药"十八反"很可能不存在的观点，受到中医药界高度重视，为不少专家学者进一步研究中药"十八反"提供了临床依据，推动了中医药拮抗学说的发展。

"文革"期间，作者寄情于草木之间，往来于草医之中，收集了许多行之有效的单验方，如三匹风治喉炎、五朵云治结核、兔耳风治咳嗽、地锦草配六合治菌痢等，不仅疗效确切，信手可取，于当今药价暴涨，农村缺医少药之时录入书中，备急的意义就更非同小可了。《中草药药性赋》将农村常见草药的功效、主治进行归纳、分门别类，串成歌赋，如"水苋草、牛舌头，消炎而治黄疸；母猪藤、石指甲，活血而散诸痈。痢疾肝炎，六合草之功大；通淋解毒，四瓣草之力宏。""马蹄草可治疸淋腹泻；桉树叶善疗淋痢诸痈"。这些歌赋读起来抑扬顿挫，琅琅上口，易于记诵，与李东垣（一曰"无名氏"）《药性赋》互为羽翼，相得益彰，在作者家乡广为中医药人士传吟，是基层中医药人员不可多得的启蒙读物。

三、临床悬壶，心悟尤多。作者善于总结前人的临床经验并不断加以创新，使许多疑难危急大症应手而验，又从这些应验的病症中领悟出了许多难得的心识。作者在书中指出"急症用药宜重宜专"，如在治小儿高热时，"青蒿非用 15 ～ 30g 不能获奇效；石膏非用 50 ～ 150g 无力制高热"，再配以对因之药，每每药到病除。作者发现"《伤寒论》中的小柴胡汤，通脉四逆汤皆有腹痛加白芍之句"，故其治急性腹痛，常重用白芍至百克以上，配以行气活血之法，辄收奇效。非熟读活用仲景之书无以至此。例如大剂莪术配党参治前列腺肥大；大剂五加皮治疗心衰；大剂白术治疗便秘等等危急重症的治疗验案于书中比比可见。作者认为"重（量大）则力足而易克邪制胜；专（精简）则力聚而锋芒所指不乱"，一语道破玄机，值得后学细细品味。

对肺系疾病的认识，一般均从"气"字着眼，或补气、或宣气、或降气，作者从临床实践中还发现"肺病多瘀"，倡导"治肺需活血"。他认为"桃仁活血化瘀，宣肺止咳，功兼两用，用治咳嗽血瘀最为合拍；丹参性味平和，化瘀而不伤正，虚实皆可遣用；赤芍既可活血，又可缓解气管痉挛；莪术活血力猛，并有清热解毒之功，肺热咳喘最为适用；

红花、泽兰活血化湿，血瘀痰滞，用之允当；香附、郁全、降香活血行气，胸闷胸痛者，用之颇效"。这些治病精髓，非经过漫长临床锤炼，无以会有如此真知灼见。

总之，本书收集的学术文章反映出了作者精深的医学理论，丰富的临床经验，敢于向权威挑战的求实创新的精神。从书中既可以窥视出作者推进中医药学术发展的整体思路，又可领略到操作性、实用性极强的中医治病特色和具体方法，是近年杏林书坛中少有的好书。

四川省遂宁市青年中医研究会副秘书长　张毅

1994 年 6 月

巴蜀名医遗珍系列丛书